中医与疼痛

彭倩　李娅蓉　程琳　张树国　主编

山东大学出版社
SHANDONG UNIVERSITY PRESS
·济南·

图书在版编目(CIP)数据

中医与疼痛 / 彭倩等主编.—济南:山东大学出版社,2023.8

ISBN 978-7-5607-7914-0

Ⅰ.①中… Ⅱ.①彭… Ⅲ.①疼痛—中医治疗法 Ⅳ.①R242

中国版本图书馆 CIP 数据核字(2023)第 176006 号

策划编辑 徐 翔
责任编辑 蔡梦阳
封面设计 赵玺霖 刘思源 王梁韵雪
美术编辑 张 荔

中医与疼痛
ZHONGYI YU TENGTONG

出版发行 山东大学出版社
社 址 山东省济南市山大南路 20 号
邮政编码 250100
发行热线 (0531)88363008
经 销 新华书店
印 刷 山东和平商务有限公司
规 格 880 毫米×1230 毫米 1/32
6.25 印张 141 千字
版 次 2023 年 8 月第 1 版
印 次 2023 年 8 月第 1 次印刷
定 价 48.00 元

《中医与疼痛》编委会

总策划： 吴瑜方　刘振宇

总　编： 赵序利　王殿云

主　编： 彭　倩　李娅蓉　程　琳　张树国

副主编： 李　婧　徐　群　劳延虎　张建中　张　方
　　　　吕　娟　梁军阳　孙冬英

编　委（按姓氏笔画排序）：

王敬萱　山东第一医科大学附属省立医院
王殿云　东营市人民医院
叶潇雅　济南市儿童医院
吕　娟　枣庄市肿瘤医院
孙冬英　山东省警官总医院
劳延虎　济南市中博宁口腔诊所
李　婧　山东省卫生健康委员会医疗管理服务中心
李云泽　浙江大学第一附属医院
李娅蓉　攀枝花市第二人民医院
张　方　潍坊市坊子区人民医院
张　敏　山东第一医科大学附属省立医院
张国峰　山东第一医科大学附属省立医院
张建中　东营市人民医院
张树国　平阴县中医医院
季　方　枣庄市肿瘤医院
赵序利　山东第一医科大学附属省立医院

赵妍欣　山东第一医科大学第一附属医院
徐　群　济南市儿童医院
郭金婉　山东第一医科大学第一附属医院
梁军阳　威海卫人民医院
彭　倩　东营市人民医院
程　琳　山东省卫生健康委员会医疗管理服务中心

前 言

从事疼痛临床工作起源于一个极其偶然的机遇，不知不觉已二十三载，在这个过程中，我对疼痛的认知日益增多，但认识中医要晚得多，大学时虽然曾经学习过中医的课程，到头来也只是记住了一首诗："肚腹三里留，腰背委中求，头项寻列缺，面口合谷收。"更多的时候是受鲁迅先生的影响，认为"中医不过是一种有意的或无意的骗子"。

六年前，在一次培训会上，听到非医学专业的朋友讲中医知识，自已虽然不懂中医，却也深受影响。一个未学过医的人都可以谈论中医，宣传国粹，而我一个医学博士竟然一点不懂中医，甚是愧疚，后来便萌生了学习中医的冲动。

恰好那一段时间被医院派往东营市人民医院工作，与中医科王殿云主任的交流甚是方便，渐渐喜欢上了中医，什么阴阳五行、辨证论治、天人合一等理论，都深深地吸引着我并改变着我，包括《黄帝内经》在内的经典书籍给予我无限的中医思想。后来，在日常的临床实践中，我渐渐形成了一种中西医结合的思维模式，如西医治疗三叉神经痛，可以治疗眶下神经，而中医针灸迎香穴，也可以治疗三叉神经痛。

看得越多，经历越多，实践越多，我对中医思维便越是喜爱，由此而一发不可收拾。为了更深入地了解中医、运用中医，我还报名参加了山东中医药大学组织的西学中培训班，更发起了成立山东省中西医结合学会疼痛科分会的申请。每次研究中西医结合关于疼痛的课题时，总是感觉不同凡响，因而又萌生了写一本关于从中医角度认识疼痛的书的想法。这个想法得到了吴瑜方和刘振宇的大力支持，于是便信心满满，联合了几位医学同仁一起编写了此书。

此书从中医的角度分析疼痛，疼痛不仅仅是一种症状，更是一种疾病。只有掌握和熟悉与疼痛有关疾病的临床表现，全面地了解疼痛的治疗方法，才能够根据在疾病某阶段出现的疼痛，选取最适当的治疗方法。

全书内容包括中医对疼痛的病因病机的理论认识以及常见疼痛疾病的治疗方法，力争从中西医结合的角度介绍中西医结合治疗疼痛的诊断和治疗经验；帮助医生在面对患者时，能根据其病症，灵活应用中西两法，选取最合适的治疗方式。

本书出版之际恰逢国务院办公厅印发《中医药振兴发展重大工程实施方案》，喜逢盛时。中医药是中国传统文化之瑰宝，该方案的实施更是体现了大国自信、文化自信。国家尚且如此，我辈更需努力。此书对疼痛的中医治疗做出了有益的探索，影响力虽难说是“洛阳纸贵”，但我们也希望各位读者能有所收获，也祝愿我国的中医药事业蓬勃发展。

本书中个别外文单词或字母缩写暂无正式中文译名，为避免讹误，未翻译为中文。由于我们的知识水平有限，编写时间仓促，书中难免会出现谬误，恳请广大同仁予以指正。

山东第一医科大学附属省立医院　赵序利

2023年5月

目　录

绪 论

疼痛是机体受到伤害性刺激时产生的一种复杂感觉，是许多疾病的多发症。据统计，每三个就医患者中就有两个患有疼痛症。可以说，自从有了人类，就有了疼痛，就有了人类与疼痛的斗争，就有了人类解除疼痛的方法。

随着医学科学的发展，人类对疼痛的认识已逐步深入全面。中医对疼痛的认识已经跨越了原始认识的初级阶段；对疼痛的治疗，也有了较大的飞跃。1958 年，西安的医学工作者运用中医经络理论，采用针灸穴位镇痛的方法，首次成功地施行了针刺麻醉下扁桃体摘除手术。这一成功的事实，极大地推动了痛与镇痛的机制研究，为揭示镇痛效应机制提供了新的思路，使疼痛治疗学一跃成为一门极其活跃、令人振奋的研究学科。因此，解开疼痛之谜，开创治痛之法，研制镇痛之药，是现代中医工作者和中医治痛专家的神圣使命。我们相信，在广大中医工作人员的共同努力下，中医治疗疼痛的研究，必将取得更大的成就。

中医疼痛

基础篇

第一章　基本概念

一、疼痛的含义

我国传统医学认为疼痛有以下含义。

(一)疼痛是一种感觉

疼痛是身体在受到伤害性刺激时所产生的一种复杂感觉，这是一种主观的感觉体验。《韩非子·外储说右上》说:“夫痤疽之痛也，非刺骨髓，则烦心不可支也。”这种难以描述、难以表达、难以形容的痛苦感觉，现代医学称之为疼痛。

(二)疼痛是一种症状

疼痛是许多疾病的共同症状。在人们的感知中，疼痛和疾病是密切相关的。因此，现代医学认为疼痛是该疾病所反映的症状。祖国医学认为，疼痛，如头痛、腰痛、胸痛、上腹痛、腿痛等，往往是由于人体脏器功能、经络功能、气血功能、体液功能失调。

(三)疼痛是一种生理反应

疼痛是一种生理反应，个体对疼痛的感觉被称为疼痛，而疼痛有生理和病理反应。当刺激受试者时，所产生的疼痛是一种生理疼痛，也是一种正常的生理反应。这种反应具有保护有机体和逃避伤害性刺激的生物学意义。

（四）疼痛是一种病态反应

疼痛是某些疾病的一种症状。从临床上看，当某些疾病被治愈后，某些部位的疼痛也会消失，说明疼痛是一种病态的反应。

（五）疼痛是一种心理反应

疼痛是人脑对客观事物的主观反应，是在长期进化过程中形成的一种特殊功能。这种疼痛的生理反应，由于受到社会心理因素的影响，因此也属于心理反应。在古希腊时代，柏拉图的学生亚里士多德认为疼痛已经超出了感觉的范围，进入了心理活动的领域，这是与快乐相反的情感形式。传统中医认为"七情之由作心痛"和"诸痛痒疮，皆属于心"。现代医学也注意到，疼痛的产生并不一定伴随局部病变。Tiwini 等人报道，38.7%患者的疼痛机制与心理学有关；1969 年，他强调疼痛是一种情绪反应。1970 年，Wilson 明确表示，疼痛既包含情绪，也包含感受。

二、疼痛的定义

1979 年，国际疼痛研究学会（International Association for the Study of Pain，IASP）对疼痛作出定义，将疼痛定义为一种不愉快的感觉和一种情绪上的感觉，指发生在身体中，令人厌恶和不愉快，以及一种消极的反应。1999 年，在维也纳举行的第九届世界疼痛大会上，首次提出了"疼痛不仅是一种症状，而且是一种疾病"的概念。

疼痛包括两个方面：①疼痛本身：表现为疼痛、焦虑和不快乐。②对身体的疼痛：所谓的疼痛反应。疼痛反应是身体对疼痛刺激的相应反应,如呼吸急促、肌肉收缩和血压升高。疼痛的定义不是静态的,而是逐渐统一到人们对它的理解中。到目前为止,各种疼痛研究者对疼痛的理解仍有不同的看法。正如国际研究疼痛问题的权威曼扎克和旺尔所说:“在我们理解临床疼痛综合征的复杂而令人困惑的现象之前,我们不能期望建立一个令人满意的疼痛定义。”

三、中医治疗疼痛的范围、方法及特点

用中医治疗疼痛,顾名思义,是采用中医方法,对各种临床原因引起的疼痛进行综合治疗。临床上,并非所有的疼痛都适合中医治疗,中医治疗疼痛只是选择性治疗。一般来说,大多数疼痛都可以用中医来治疗,包括一些急性疼痛,如心绞痛、胆绞痛等。可以预测,中医作为一种天然疗法,有着不良反应小、疗效持久的优点,将逐步扩大慢性疼痛的治疗范围。在急性疼痛的治疗中,虽然部分疾病目前仍以西医治疗为主,但采用中药合作治疗、选择性治疗和替代治疗也是急性疼痛治疗的发展趋势。疼痛的中医疗法主要包括针灸、按摩、心理治疗等。

(王殿云　赵序利　李娅蓉)

第二章　中医疼痛理论的起源和发展

一、中医疼痛理论的起源

中医对疼痛的认识源远流长。早在殷墟时期，甲骨文里就已有“蛊”的记载了，并将“蛊”解释为“腹中虫”，引申为“腹中痛”。可见，早在春秋之前，中医学还处于实践知识探索阶段时，对疼痛就有了初步的了解。

总结秦汉以前医学成就的《黄帝内经》，给中医疼痛理论的发展奠定了坚实的基础。《黄帝内经》不仅记载了头痛、目痛、齿痛、胁痛、胃脘痛、腹痛、腰痛等人体各部位之疼痛，并概称为“诸痛”；而且对疼痛之病因、病机、部位、特征、性质都有详细的论述。其代表篇有《举痛论》《论痛》《痹论》《周痹》等，其中《举痛论》是关于痛症的专题论述。

《黄帝内经》对疼痛理论的贡献主要体现在病名、疼痛特征、病因、病机等方面。病名方面，上已提及，不再赘述。疼痛特征分别描述为酸痛、引痛、重痛、满痛、胀痛、刺痛、扭痛、掣痛、痉痛、切痛等。病因方面，一是责之于寒，提出“痛者寒气多也”之说；二是责之于热邪和寒热夹杂致痛，如《举痛论》中“热气留于小肠，肠中痛，瘅热焦渴则坚干不得出，故痛而闭不通矣”“寒气客于经脉之中，与炅气相薄则脉满，满则痛而不可按也”；三是责之于血虚致痛，《举痛论》认为“脉泣则血虚，血虚则痛”；四是责之于精血与元阳衰竭致痛，正如《举痛论》中所说：“寒气客于五脏，厥逆上泄，阴气竭，阳气未入，故卒然痛，死不知人，气复后，则生矣。”

病机方面，主要阐述了六个方面，一是气血壅滞，不通则痛，如《举痛论》认为“寒气入经而稽迟，泣而不行，故卒然而痛”；二是脉缩蜷，急引而痛，如《举痛论》说“寒气客于脉外则脉寒，脉寒则缩蜷，缩蜷则脉绌急，绌急则外引小络，故卒然而痛”；三是阴阳寒热相搏致痛，如《举痛论》记载“寒气稽留，炅气从上，则脉大而血气乱，故痛甚不可按也”；四是热伤津液脉络致痛，如《痹论》中说“其热者，阳气多，阴气少，病气胜，阳遭阴，故为痹热”；五是泣血不润筋而痛，如《灵枢·阴阳二十五人》说“血气皆少，则善转筋，踵下痛”；六是阴气竭，阳气衰而致痛，如《举痛论》中说“寒气客于五脏，厥逆上泄，阴气竭，阳气未入，故卒然痛……”。

以上这些理论，为我国疼痛专论的发展奠定了雄厚的理论基石。张仲景对疼痛临床的贡献，就是受《黄帝内经》疼痛理论的启示而做出并撰写成册的。医学发展到今天，“风、寒、湿三气杂合而为痹，其风气甚者为行痹，湿气甚者为着痹，寒气甚者为痛痹”等理论，仍为现代医家所宗。

二、疼痛辨证论治的提出与发展

基于辨证的治疗是中医疼痛理论的基础，由张仲景在《伤寒杂病论》和《金匮要略》中首次提出，并应用于临床实践。

张仲景倡导的辨证论治原则主要体现在“伤寒病”的辨证上。伤寒一般是指由外邪引起的一种以发热为主要临床表现的疾病，属于《黄帝内经》中发热的范畴。治疗伤寒疼痛，一方面以六经为纲要，另一方面以其发展演变的诸多症状为目录，辨证论治，既有原则又灵活。对于每一种特定的疼痛疾病，治疗原则是根据六经辨证和八纲辨证的不同结果来确定的。例如，因为足太阳膀胱经起于目内眦，向上经过前额至头顶，往下经过项部挟后背而行，所以太阳经受到伤害，则会头痛、项痛、背痛等。因足阳明胃经起于鼻梁两侧的凹陷处，络于眼睛，并从缺盆下行经过胸腹，循行于人体之前面，故阳明经受邪，会见眼睛痛等症。同样，诸如厥阴经受邪的头顶痛、太阴经受邪的腹满而痛、少阴经受邪的咽喉痛、少阳经受邪的胸胁苦满痛等，均与其经络循行部位有关。这些部位的疼痛症，均是脏腑经络病理变化在人体外部的反映。

张仲景对疼痛的辨证论治是六经辨证和八纲辨证的产物。二者具体组合体现在《伤寒论》中，主要是对外感热病中疼痛的辨证论治；反映在《金匮要略》里，主要是对内科杂病中疼痛症的辨证论治。例如，六经辨证中的太阳病之头痛、项痛、身痛等，结合发热、恶寒、脉浮，可以辨为表证，但仅据表证还不能指导治疗，又需结合有汗无汗来确定表证疼痛的性质是表虚还是表实。无汗为表实，有汗为表虚。表实宜发汗，方药为麻黄汤；表虚宜解肌，方药为桂枝汤。可见同一外感热病中的头痛，由于伴随症状不同、疾病性质不同，诊断结果不一样，对应的治疗原则和方药也会不一样。

张仲景在《金匮要略》一书中，对疼痛的论述主要反映在内科杂病方面。书中对关节痛、胸痛、腹痛等有专篇论述，并创立了相应的治疗方剂。如治诸肢疼痛的桂枝芍药知母汤；治温疟骨节疼烦的白虎加桂枝汤；治寒湿痹痛，不可屈伸的乌头汤。再如治疗腹痛“腹满不减，减不足言”之大承气汤，“痛而闭者”之厚朴三物汤，“寒疝，腹中痛者”之柴胡桂枝汤，“寒疝腹中痛，及胁痛里急者”之当归生姜羊肉汤，“奔豚气上冲腹痛”之奔豚汤。又如治疗胸痹之瓜蒌薤白汤，治疗虚劳腰痛之八味肾气丸等，所有这些治疗疼痛的方剂目前仍在临床上广为应用。而且，张仲景首先提出了“腹诊辨虚实之法，谓按之不痛为虚，痛者为实”。

在治疗疼痛的药物选择上，张仲景特别关注处方组成后药物的作用。如溢饮，其症状有疼痛、烦躁，是邪盛于表而兼有郁热，可用发汗兼清热的大青龙汤治疗。从单一药的原始效果来看，在大青龙汤的药物组成中，没有具有直接镇痛作用的药。但大青龙汤确实可以发挥出汗和清热的作用，从而收到减轻或消除痛苦和烦恼的效果。仲景药物配伍的绝妙之处，还表现在附子和白术联合治疗风湿性疼痛，附子止痛多炮用，发作性疝痛多用乌头等诸多方面。因此，可以说，外感热病、内科杂病疼痛症辨证论治原则的确立，张仲景奠基之功是不可磨灭的。

三、疼痛病因病机理论的发展

中国古代对疼痛病因的记载首见于《黄帝内经》。书中所涉及疼痛病因的认识有“风为百病之长”“痛者寒气多也”“其热者……故为痹热”等，故从《黄帝内经》开始，风、寒、热便已被作为临床疼痛病症常见的致病因素。后世医家对疼痛病因的认识各有所别，但究其根本，均以《黄帝内经》作为理论基础。现代学者总结历代医家经验，总结出疼痛常见病因总体涉及内因和外因两大方面，其中外因包括外寒、外风、外热（火）、外湿、外燥、病气、外伤等，内因则包括七情、饮食、劳倦和内生的风、寒、热、湿、燥等诸多方面。

《黄帝内经》对疼痛病机方面的论述亦极为详尽。“不通则痛”“不荣而痛”两大经典病机的提出便可溯源至此。如“寒气入经而稽迟，泣而不行……故卒然而痛”为不通，再如《灵枢·阴阳二十五人》中“血气皆少，则……踵下痛”为不荣。又有云：“寒气客于脉外则脉寒，脉寒则缩蜷，缩蜷则脉绌急，绌急则外引小络，故卒然而痛。”其中所载之“缩蜷”“外引小络”及另有的“心掣”“扯痛”等记载，皆为疼痛的临床特征表现，类似于现代医学之“牵涉痛”。

“痛则不通”为金元四大家之一的李杲基于《黄帝内经》首次提出的疼痛致病的病机理论，同时李杲亦确立了“以通止痛”的原则，即“痛随利减，当通其经络，则疼痛去矣”。王清任、唐容川则补充了瘀血致痛之病机。而从虚实两方面，后世医家最终确立了“不通则痛”为实，“不荣而痛”为虚的疼痛致病机制。

纵观古今，对疼痛病因病机的认识，是历代医家在前人的基础上逐步完善并最终形成的系统的框架体系。它不仅是中医疼痛理论的辨证辨病核心，更是古今大医经验之大成，因此在临床上具有现实的指导意义。

四、疼痛治疗的发展

疼痛是多种疾病常见的临床表现，故而往往是迫使患者前来就诊的主要症状。因此，解除疼痛是临床乃至整个医学界常议常新的话题，也是无数医学工作者致力于探讨并解决的关键课题。对疼痛的治疗，古往今来不尽相同，且随着医学的进步而有了长足的发展。

采用抚摸、按压、揉擦身体某些部位以缓解、拮抗疼痛是人类社会最为原始的方法。此后，随着文明的进步，金属针刀等被逐渐应用，其中以伏羲制九针为代表。公元前5世纪，扁鹊创制出砭石、针灸、贴熨。《黄帝内经·素问》则进一步详尽地记述了攻达（针灸）、角（拔火罐）、药熨（热疗）、导引（气功）、按蹻（按摩）、浸渍发汗（水疗）等法。公元2世纪，《神农本草经》问世，书中载药多达365种，其中大麻、乌头、附子、椒、羊踯躅、莨菪子等均可止痛。《后汉书·华佗传》首载"麻沸散"，是世界上最早的可用于全身麻醉的药剂，华佗应用麻沸散成功为患者施行手术。另有华佗施局部麻药为关羽"刮骨疗毒"时，关羽弈棋饮酒不觉疼痛之故事。及至唐代，药王孙思邈的《备急千金要方》及王焘的《外台秘要》均提到大麻有镇痛之功效。元朝危亦林在《世医得效方》中记载了药物曼陀罗、散剂草乌散可止痛以辅助手术。《医宗金鉴》及《外科大成》亦载有"整骨麻方""外敷麻药"等止痛方剂。

对疼痛的治疗法则，各家各有所见。有张仲景之"汗、下、温、清"，有王肯堂之"是寒则温之，是热则清之，是痰则化之，是血则散之，是气则顺之，是虫则杀之"，亦有丹溪之"初痛宜攻，久痛宜升消"。发展至现代，医家多以"急则治标""缓则治本""标本兼治"为核心治疗原则，并根据兼证的不同，而辅以综合治疗。

中华人民共和国成立以来，随着科学技术的发展、进步及与祖国医学的不断融合，对疼痛治疗的理论与实践得到长足发展。

其一，治疗疼痛的理论基础研究在不断深入，除针刺镇痛的原理、中药止痛方剂的速效剂型的发掘等相关研究外，中药止痛的药理作用、疼痛的动物模型等方面也均取得了较为突出的成果。其二，疼痛治疗的临床模式逐步完善。中国古代通信方式受限，医学经验交流难以进行。因此，不同的医家多以自己的临证经验及先贤医书为主，创制了诸多单方、验方、复合方，但终究缺乏完备的治疗体系。及至近现代，随着中西方文化的交流融合，针灸、冷冻、按摩、心理、气功等疗法均可综合应用到饱受疼痛折磨的患者身上，并从食疗、体疗、调摄、护理等方面辅助治疗，因此临床效果亦得到了极大的提升。此外，如今治疗疼痛的药物不胜枚举，有针剂、片剂、口服液、气雾剂等多种剂型，给药途径明显更科学，疗效自然更迅速。其三，从我国实际国情出发，运用中西医结合的方式，相关领域专家制定出了临床疼痛测定问卷，兼具中西医两方面的特色，在一定程度上提高了评估疼痛程度的精准度，可更直观地观察对疼痛疗效的评价，并可以适当辅助临床科研观察。其四，中医药治疗疼痛的范围日益扩大，随着中医药理论研究的不断深入，中医药治疗疼痛不再局限于固有观念，如心绞痛、急性腹痛等急性疼痛的治疗，中医药亦具有明显的优势和确切的疗效。其五，鉴于疼痛是病因广泛而复杂的病证与病症，因此针对疼痛探索的研究机构逐步建立，较为典型的是由国家中医药管理局负责成立的中医急症胸痹协作组等。许多其他的国家级、各省市的中医药治疗疼痛机构，各级医院的中医治痛门诊、中医镇痛研究室也如雨后春笋般涌现，越来越多的疼痛患者有了专门诊治疼痛的场所。其六，随着国家及各高校大力培养中医人才，中医治疗疼痛的专业队伍得以壮大，从事相关研究的科研人员越来越多，不仅中医药治疗疼痛的论文逐渐增多，各种中医药疼痛症专著也接连问世，中医药治疗疼痛显示出了光明的前景。

（李娅蓉　张树国　郭金婉）

第三章　中医疼痛治疗学的基础理论

一、疼痛的解剖生理学基础

（一）解剖学基础

《灵枢·经水》云："若夫八尺之士，皮肉在此，外可度量切循而得之，其死可解剖而视之。其脏之坚脆，腑之大小，谷之多少，脉之长短，血之清浊……皆有大数。"单从《内经》的记载便可以看出，我国古代研究者是进行过解剖研究的。

1983年，在陕北清涧县李家崖村西发掘出一座古城址，经考证，该城址属于商周之际的少数民族——鬼方族。考古人员在该城址中发现了一件雕刻在石块上的骷髅人像，该雕刻十分接近真实的人体骨骼结构，在我国还属首见。而该人像的面世不仅仅反映了当时的石雕艺术水平和鬼方族崇拜人的风俗特点，也进一步印证了华夏的祖先在很早的时候就对人体结构有了一定程度的认识，甚至可能已经掌握了基本的人体解剖知识。而该人像的出土，推翻了我国《灵枢·骨空论》和古希腊《希波克拉底文集》中记载的人类掌握人体解剖知识的时间，使得历史的巨轮整个向前回溯了600多年。

1.脑为疼痛的感受中枢

《素问·五藏生成》云:“诸髓者,皆属于脑。”《灵枢·海论》云:“脑为髓海。”脑居颅内,髓汇而成脑,髓亦从属于脑。

历代医家对脑的论述亦不在少数。李时珍认为脑与人的精神相关,“脑为元神之府”。汪昂在《本草备要》中指出“人之记性,皆在脑中”。王清任又在《医林改错》中说“两耳通脑,所听之声归脑”“两目系如线,长于脑,所见之物归于脑”“鼻通于脑,所闻香臭归于脑”“小儿周岁脑渐生,舌能言一二字”,认为脑司人体之记忆、语言、视觉、听觉、嗅觉等多种功能。由此可见,古代医家虽未明确将脑与人体的痛觉相联系,但以上的论述与现代医学痛觉由神经中枢产生的认识具有高度同质性。

2.髓为脑的物质基础

《灵枢·经脉》有云:“人始生,先成精,精成而脑髓生。”《医林改错》云:“精汁之清者,化而为髓,由脊骨上行入脑,名曰脑髓。”故而脑被称为髓海、头髓。而髓者,乃肾中精气所化,有脑髓、骨髓、脊髓之分。

颅中髓质,下通脊髓,脊髓亦可上入于脑,因此脑既为髓海,上输下行皆可通也,故而与周身之骨髓亦密切相连。

脑既为精髓和神明的最终之处,人身之感觉便有赖于脑之作用,而髓便是脑的物质基础。而髓之化生,又有赖于肾中精气,肾精充盈,脊髓化生有源,脑得滋养,发育乃健,功能方全,最终才可主司痛觉等感觉。

3.经络为痛觉传导的通路

经络是经脉和络脉的统称。经脉包括十二经脉、奇经八脉、十二经别。络脉则包括孙络、浮络、十五别络。经脉循行有序,而络脉则纵横交错、网络全身。经络的循行沟通内外上下，人体的脏腑、孔窍、筋骨、皮肉无一不至，故而得以联结成一个统一的有机整体。

经络循行序贯周身，针刺经络上的穴位会出现“得气”与“行气”现象，可知经络具有传导功能，由此推之，经络亦是痛觉传导的通路。

多项研究表明，循经感传具备以下特征：①路线：感传路线大体与《灵枢·经脉》所载一致，但亦会出现变异、偏离甚至串经的现象。②速度：相较于神经感传，经络感传的速度明显变慢。③宽度和深度：感传宽度多数为线状、绳索状（直径 2～5 mm），亦有部分感传为横径 1～3 cm 的带状，特点是躯干部、四肢近端宽，手足等四肢远端部较窄；感传的深度多与肌肉的厚薄程度有关，一般肌肉丰富处较深，瘦薄处较浅。此外，躯干部的感传，有深行于体腔内者，亦有浅行于皮下体壁层者。

经络的这种感传特征虽不可完全等同于神经传导，但二者的功能和传导路线是极其相似的。因此，中医的经络系统是痛觉的传导通路。

4.痛觉感受器为孙络和浮络

痛觉感受器的分布与十二经筋和十二皮部相似。

痛觉，即疼痛的感觉，该感觉可遍布周身各个部位。身体某个部位受到疼痛刺激，疼痛信号传递给该部位的痛觉感受器，传递至神经中枢，最终大脑得到痛觉的反馈。

现代医学认为，痛觉感受器属游离的神经末梢，分布周身各处，无论浅深。皮肤的痛觉感受器分布在皮肤皮层，内脏也存在痛觉感受器，只不过属于无髓鞘的游离神经末梢。另外，体表的痛觉感受器呈点状分布，故而又称为痛感觉点。

在经络系统中，孙络、浮络从别络而出，由小及大，遍布周身，呈网状扩散，同全身各组织的接触面积甚广。从分布及功能来看，孙络、浮络以至血络，与现代医学中的神经末梢有极为相似之处。

中医理论中，十二经筋多结聚于关节和骨骼附近，十二皮部则分布于全身皮肤。现代医学认为痛觉感受器广布于皮肤、黏膜、关节、骨膜及内脏，这与十二经筋、十二皮部的分布具有相似之处。而分布于体表的痛觉感受器即痛感觉点呈点状分布，这又与中医的阿是穴异曲同工。

现代医学和中医学是截然不同的两门学科，二者着眼处不同，治疗方式亦大相径庭，但同时两者又均属于自然学科，同样探索生命科学，因此对人体结构、功能又有相似的认知基础，故而在很大程度上具有共通的可能性。

（二）生理学基础

现代医学认为，当人体遭受某种伤害性刺激时，人体内的组织细胞将破裂并释放化学物质，从而激活伤害感受器；在感受器的传入神经纤维的作用下，伤害性刺激被转化为神经冲动并传入神经中枢，最终产生痛觉。

而在中医学理论中，包括外伤、六淫、疠气、情志所伤、饮食、劳倦、内寒、内风、内热（火）或继发于其他疾病的各种伤害性刺激可直接刺激机体局部的孙络和浮络，并以此为通路联结经络系统，最终传入大脑而产生痛觉。

虽然在描述上有所差异，但总体上中医和现代医学对痛觉的认识是相似的，这归根结底是源于中西医解剖学中感传结构的生理功能的相似之处。详细说来，包括以下两个方面：

1.经络与神经的关系

《灵枢·经筋》云："手太阳之筋，起于小指之上，结于腕，上循臂内廉，结于肘内锐骨之后，弹之应小指之上，入结于腋下。"文中"弹之应小指之上"指的是用指弹之感应能到达小指来看，这与现代医学的尺神经功能特点如出一辙，大体可看作是同一组织结构。又云"足少阳经筋……左络于右，故伤左角，右足不用，命曰维筋相交"，这亦与运动神经的"锥体交叉"的情况极为相似。同样的还有经筋的病变表现如"口僻""转筋""筋弛纵缓"等，与现代医学神经病变的关系亦颇为密切。

2.经络与中枢部位的关系

《灵枢·海论》有言："脑为髓之海，其输上在于其盖，下在风府……髓海有余，则轻劲多力，自过其度；髓海不足，则脑转耳鸣，胫酸眩冒，目无所见，懈怠安卧。"从经脉循行来看，足太阳膀胱经"从巅入络脑"，督脉"并于脊里，上至风府"，这其中，经络病变包括"狂，癫疾，头囟项痛"等，因此经脉走行与脑密切相关。科学研究发现，利用微电极技术刺激单个神经元产生电活动，其中强烈的疼痛刺激可使脑细胞放电，且无论是在丘脑、脑干还是脊髓水平上，痛觉冲动均可被观察到。综上，经络与脑的密切关系，亦在一定程度上说明中医的脑与中枢神经系统等在生理功能方面具有相似甚至是等同之处。

因此，中医所描述的脑、髓、经络、经筋、皮部实际上与现代医学中的神经系统、中枢生理功能类似，这也决定了疼痛致病亦具有相似的生理病理基础。

二、疼痛的病理生理变化

疼痛是一种常见的临床症状，也是一种病证。资料显示，约三位求诊患者中，就有两位为痛症患者，而在一般门诊及接诊患者中，痛症患者占四成。通常来说，疼痛的病理生理变化包括如下几个方面：

（一）急性疼痛

急性疼痛表现为：疼痛突然，来得快，持续时间短，强度大，通常有明确的原因，严重的情况下还会伴有休克、高热，疼痛性质多属于锐痛（针刺、刀割样）、快痛，在临床上多见于心绞痛（真心痛）、急腹痛（肠痈、厥心痛、结胸、盘肠痧、蛔厥等）、创伤等。

（二）慢性痛

慢性痛是一种缓慢的痛，它的过程是漫长的，它的程度是轻微的，它的痛苦是持续的，它的类型是钝痛（胀痛、闷痛），它的原因是不清楚的。因疼痛持续的时间较长，患者往往会产生沮丧的心情，如慢性头痛、腰腿痛等。

（三）浅表痛

浅表痛是指由于挤压、外伤、刺破、摩擦、冷、热、酸、碱等物理或化学刺激而产生的痛感。主要表现为剧烈、快速的疼痛，疼痛部位有限，患者有一定的自卫反应，严重者会出现全身症状，如重度烧伤，甚至会出现休克。

（四）深部痛

深部痛一般是指肌腱、韧带、关节、骨膜、内脏等部位的疼痛，疼痛的部位很广，并不局限，患者会抱怨疼痛的部位很笼统，并不明确，而且疼痛的性质大多属于钝痛。病情严重时还会出现呕吐、出汗、低血压等全身症状。所谓的“五脏六腑”，就是心脏、肝脏、脾脏、肺脏、肾脏、胆、胃、小肠、大肠、膀胱、三焦等，其疼痛特点是早期痛点不明确，中、后期痛点明确，以急性阑尾炎(肠痈)为代表，其表现为右下腹转移性痛。深部痛以反射性疼痛为主要特点，胆结石患者的反射性疼痛主要发生在阳陵泉穴。

(五)中枢痛

这是一种西医术语，但在中医学上，也有与之相似的疾病，如中风所致的经络头痛，以及失眠(不寐)所致的头痛。

三、疼痛对全身各系统的影响

(一)精神上的影响

《金匮要略》中有"身体疼烦"和"骨节疼烦"的说法，但在这方面，患者可能会表现出兴奋、烦躁和惊恐。长期的慢性疼痛，大多数患者都会有忧郁的状态，表现为情绪低落、表情冷漠。《灵枢·厥病》将痛时的心境形容为"日夜不能呼吸"，这一点与其临床表现相吻合。

(二)对循环系统的影响

当发生真心痛的时候，会有心电图的变化。由于疼痛的加重，高血压患者的血压也会上升。强烈的深层疼痛会导致血压降低，甚至导致崩溃和休克。《灵枢·厥病》有云，心痛，肢体疼痛，脸色苍白，宛若死亡。《素问·举痛论》中说，经络循环不息，循环往复，客在脉络之外，则气血不足，客在脉络之中，则气血不畅，所以才会痛。这句话虽然是对疼痛的概括，但从字面上来看，却是对血液循环的一种描述。可以看出，中医学和西医学之间确实存在着一定的关联。

(三)对神经系统的影响

《黄帝内经》已认识到疼痛可以放射到肩胛或两臂内侧，或间歇发作。《金匮要略·胸痹心痛短气病脉证治》中说:“胸痹缓急者……心痛彻背,背痛彻心。”《素问·脏气法时论》说:“心痹者,胸中痛,胁支满,胁下痛,膺背肩甲间痛,两臂内痛。”实属痛觉经神经传导的记载。

(四)对呼吸系统的影响

现代医学认为,当疼痛强烈时,患者的呼吸会变得急促,尤其是在胸、腹两侧。如果疼痛是缓慢的,则与呼吸没有关系,还可能是因为神经紧张、焦虑引起的过度呼吸,类似于中医所谓的“太息”。

(五)对消化系统的影响

剧痛可导致恶心、呕吐。若疼痛持续时间较长,还会影响消化系统,导致食欲减退。

(六)对泌尿系统的影响

从临床上看,疼痛是引起尿路症状的主要原因。一般会出现尿量减少等症状。

四、影响疼痛的因素

影响疼痛的因素有很多,既有客观原因,也有主观原因。但不管是什么原因,不管中医典籍上有没有记载,我们都不得不承认,这是一个事实。

(一)客观条件

(1)没有痛苦和刺激,就不会感觉到疼痛。总体上讲,只要疼痛在个人所能忍受的范围内,伤害性刺激与痛苦的强度就是成正比的。但也有一些人,因为受到的刺激太过突然,太过强烈,痛觉反应反而比较慢。

(2)痛阈:指的是身体对疼痛的承受能力。痛阈值高的人,对疼痛的承受力较强，而痛阈值低的人，则是对疼痛的承受力较差、敏感度较高的人。因此，在同样的强度、同样的时间、同样的部位，受到同样的致痛或伤害因子刺激时，人们的疼痛感觉是不一样的。一般来说，在中医所说的五种人格类型中，太阳型人格的患者具有较高的痛阈值和较强的忍耐力，太阴型患者有着较低的痛阈值和较高的痛敏度。

(3)疼痛与遗传：疼痛与遗传存在着关联，而其中的内在关联，则体现在不同国家和不同种族的疼痛阈值差异显著。

(4)疼痛与种族：西方的研究表明，美国人对于疼痛不太敏感，但是意大利人和犹太人却对疼痛非常敏感。还有一些研究者指出，不同人种的疼痛阈值不同。

(5)不同情境：患者在不同情境下的疼痛阈值不同。家人、群体等因素对患者的过度关注，会使患者产生精神紧张，从而增加患者的痛觉敏感度。更甚者，在自己的生活圈里也对疼痛存在恐惧。再比如，晚上会有明显的疼痛加剧。在有噪声的环境中，或暴露于烈日之下时，患者的痛觉与反应受到影响或加剧。

(6)痛苦与文化的关系：每个国家、每个地区的文化水平都不一样，人们对痛苦的忍耐程度和反应程度也不一样。

(7)疼痛与年龄及性别：疼痛在年龄和性别上存在着明显的差异，疼痛的成熟程度随着年龄的增加而逐步提高。一般来说，成年人的疼痛阈值在成年前是一个相对稳定的数值，而在成年后，疼痛阈值会再次升高。在生活中，多被人关心的幼儿、独生子女、少女诉苦的更多。

(8)疼痛与提示：医护人员或家属等不适当的言语、表情及各种提示，都会引起患者的恐惧、焦虑及抑郁，进而提高患者对痛苦的敏感度。安慰剂、暗示和催眠在临床上的应用能够起到止痛的效果。

（二）主观因素

（1）疼痛与性格：通常认为，性格外向及稳定者痛阈高，对疼痛的耐受性也强，而性格内向者及神经质者则相反。这与中医所说的五态性格中的太阳性格（与外向性格相似）、太阴性格（与内向性格相似）具有同样的含义，也就是太阳性格的痛阈值比较高，太阴性格的痛阈值比较低。

（2）疼痛和情绪之间存在着紧密的联系。一般来说，患有慢性疼痛的患者通常会有沮丧的心情。因此，人们争辩说，慢性疼痛只是代替了抑郁症的一种表现。从临床上看，疼痛往往伴随着烦躁、暴躁、易怒，甚至是敌对的情绪，会增加对疼痛的敏感度。

（3）当疼痛伴随着焦虑和激惹时，往往会引起更多的注意力，从而加重疼痛。转移注意力可以缓解痛苦。例如，在战场上所受的创伤，往往感觉不到疼痛，这是注意力分散所致；一旦脱离战场，就会产生难以忍受的痛苦，这与精神高度集中有关。所以，分心是临床上常用的止痛方法，如无痛分娩等。

（4）精神性疼痛在临床中较为普遍，人们普遍认为其是一种复合的精神状态，而非单纯的情感。例如，神经官能症、精神抑郁等患者伴有比普通患者更多的疼痛症状。

（李娅蓉　王敬萱　李婧）

第四章　疼痛的中医分类

疼痛范围广泛，身体各处都可出现，症状各有不同，有可能出现同症异病或同病异症，有时疼痛是某种疾病的特殊症候表现，有时又会随着疾病的变化而变化。所以，疼痛的中医分类各有不同。

一、病因分类

产生疼痛的原因有很多，或因外感六淫，经络不同，营卫凝滞；或因内伤于情志，气血瘀滞，脏腑不通；或因气血不足，脏腑、络脉无以荣养。《本草求真》有言："痛有因寒、因热、因风、因湿、因滞、因血、因气、因火、因虫之分。"结合临床，按疾病发病原因分类，分为外感六淫、疫疠疼痛，内伤七情、饮食疼痛，外伤疼痛，痰饮疼痛，瘀血疼痛等。

（一）外感疼痛类

外感疼痛指感受外界风、寒、暑、湿、燥、火或疫疠之邪气所致的疼痛。机体感受外感六淫，致使营卫滞涩，气血运行不畅，终致经脉痹阻，而致痛证。疫疠之邪气是一种具有强烈传染性的外感邪气，多种因疫戾之邪引起的传染病可出现疼痛的症状，如"大头瘟"、疫痢、霍乱等。因此类疾病是从外感受，故统称为外感疼痛。外感疼痛的痛感大多数较剧烈，疼痛性质多为痛而不止，多为实证。

1.风袭痛

风邪侵袭，痹阻经脉，由此可引起痛证。风袭痛的特点是：①因风为阳邪，易袭阳位，故疼痛出现的部位多见于人体上部，如头面部，如头风痛、面痛等，所谓“伤于风者，上先受之”“高巅之上，唯风可到”是也；②因风性善行数变，故所致疼痛的性质多是游走不定，如外感风邪引起的行痹，肢体的疼痛性质为游走不定，正如《素问·痹论》说：“风寒湿三气杂至，合而为痹也，其风气胜者为行痹。”

2.寒凝痛

人体感受寒邪，气血凝结阻滞，滞涩不通，不通则痛。因寒性凝滞收引，易致经脉痹阻，气血不通，正如《素问·举痛论》所言：“寒气入经而稽迟，泣而不行，客于脉外则血少，客于脉中则气不通，故卒然而痛。”可见，疼痛乃感受寒邪的重要特征之一。寒邪所致疼痛的特点是：①疼痛相较而言剧烈；②部位多固定；③得温则减；④身体各处都可能出现。

3.湿著痛

湿著痛为患湿邪，阻碍气机，从而使气机升降失常，发为疼痛。其特点是：①湿性趋下，有下趋之势，故湿痛多见于人体下部，下肢关节较多见，“伤于湿者，下先受之”；②湿性重浊，临床症状有沉重的特性，如湿邪引起的着痹，侵袭四肢关节，多感沉重疼痛；③湿性黏滞，缠绵难去，故此种疼痛多胶着难愈，病程较长。

4.火灼痛

感受火邪,伤津耗气,从而导致疼痛。临床上火邪引起的疼痛不及寒邪引起的痛多,但也不少,其中多为因火邪导致的疮疡疼痛或眼科疾病疼痛。故《素问·至真要大论》有云“诸病胕肿,疼酸惊骇,皆属于火”“诸痛痒疮,皆属于心(火)”。火邪致痛有以下特点:①自觉烧灼痛或出现红肿热痛;②疼痛多剧烈;③得凉则减;④全身可见,多表现为上部。

5.燥涩痛

感受燥邪,干涩枯滞,阴液亏损,经脉失养,发为疼痛。燥涩痛的特点是:①因燥性干涩,疼痛性质多为干痛;②燥邪侵犯人体多经过口鼻,故疼痛出现的部位常是口咽部或鼻部;③燥易伤肺,肺居胸中,易导致胸痛。

6.疫疠痛

疫毒由外入内,伤津动血,一派火热之象,常见于“大头瘟”、霍乱、疫痢、烂喉痧等病。疫疠痛的特点是:①疼痛剧烈,如“大头瘟”之头痛如劈,霍乱之腹痛如绞,烂喉痧之咽喉剧痛等;②具有传染性。

(二)内伤疼痛类

内伤疼痛,泛指因人的情志或行为超出人体自行调节范围所致的疼痛,如七情过激、饮食不节、劳逸过度。这三种因素损害人体皆由内所伤,故称为内伤疼痛。疼痛剧烈者多为实证,疼痛缓和者多为虚证。

1.情志过激致痛

情志过激致痛的主要发病机制为影响脏腑之气运行,使气机逆乱,气血运行不畅而发病。如大怒会使气机上逆,此之谓

“怒则气上”，怒为肝之志，肝气疏泄失常，气血运行不畅，则可出现胁痛、妇女痛经、胃脘痛等证。此引起疼痛多为走窜痛。再如“喜则气缓”，超过正常限度的暴喜，可导致心气涣散不收，神不守舍，无力运行气血，可致心悸、失神等。

2.饮食不节致痛

《症因脉治》云：“食积腹痛之因，饮食不节，或饥饱伤损，或饱时强食，或气食相凝，或临卧多食，皆成腹痛之症也。”又云：“饮食不节，伤及胃口，太阴升降之令，是结壅闭，则食积之痛作矣。”饮食不节包括饥饱失调、饮食不洁、饮食偏嗜等。临床上多由暴饮暴食引起，疼痛部位多为胃肠。正如《素问·痹论》所说：“饮食自倍，肠胃乃伤。”若饮食过饱，超过脾胃的消化能力，导致饮食内停，则会出现脘腹胀满疼痛、拒按、嗳气、食后痛剧、矢气后痛减，实证居多；若长时间摄入偏少，则导致气血衰减、不足，经脉脏腑失于濡养，其痛多为隐痛，饥渴时加剧，食后痛减，虚证居多；若饮食不洁，除了可引起腹痛、泄泻等肠胃疾病外，也可引起寄生虫病，导致腹部阵发性疼痛；若饮食偏嗜，亦可致痛。如饮食偏寒，可致腹部冷痛、泄泻；饮食偏热，可致腹部胀满疼痛、便秘等，临床以实证为多见。

3.劳逸失度致痛

《医学正传》曰“若夫劳役伤形，致身体解㑊而作痛”。劳，指过度劳累，包括劳力过度、劳神过度和房劳过度。劳力过度损伤气血，劳神过度损伤心脾，房劳过度耗伤肾精，久则致脏腑亏损，气血不足，精气衰少，经脉失养，不荣则痛。疼痛虽可发于全身，但多见于头、腰、胸腹部，多属于虚证，疼痛性质多为隐痛、空痛、绵痛。过度安逸，易致气血运行不畅，不通则痛，其痛可为闷痛、滞痛或木痛，临床常表现为虚实夹杂之证。如伏案工作过久，胸阳无法舒展，可导致胸部闷痛；久坐久卧，气血壅滞肌肉，可致机体郁滞疼痛。

（三）外伤疼痛

《景岳全书》有云："跌扑伤而腰痛者，此伤在筋骨，而血脉凝滞也。"外伤包括跌扑闪挫、持重努伤、枪弹金刃所伤、冻伤及虫兽咬伤等。外伤疼痛多是肿痛，疼痛时伴有局部肿起高大，多于躯干、四肢、头颈及腰骶部出现。

（四）痰饮疼痛

外感、内伤皆可致水液代谢失常而形成痰饮。痰饮形成之后，易停于身体局部，阻塞经络，致气血运行不畅，而致疼痛。痰饮致痛的范围较为广泛，可发生于全身任何部位。如痰饮产生于心肺，可见胸痛；痰饮生成于头面，可致头痛、面痛；痰饮流注筋骨，可致阴疽流注作痛等。饮邪致痛，可见于"悬饮"所致胸胁咳唾引痛，亦可见于饮泛肌肤导致身体重痛。

（五）瘀血疼痛

瘀血，指经脉中运行不畅甚至停滞的血液，或离经之血积于体内所形成的病理产物。凡气虚、气滞、血寒、血热皆可致瘀血。瘀血既成，阻滞气血运行，而导致疼痛。可以说，疼痛是瘀血的必有症状，瘀血则为疼痛的根本原因，所谓"痛则不通""通则不痛"。瘀血疼痛可发生于身体各个部位，如瘀阻于心，则见真心痛；瘀阻于肺，致胸痛；瘀阻于胃肠，致胃痛、腹痛；瘀阻于肝，致胁痛；瘀阻于胞宫，致小腹痛；瘀阻于肢体，致局部肿痛等。其特点为：①表现为刺痛、刀割样痛；②痛处固定不移；③疼痛拒按；④夜间痛甚；⑤痛处或见肿物。

二、病位分类

病位，指疾病发生、发展的部位。疾病不断发展变化，病位也随之动态变化，由一处引发另一处，或由一处牵涉另一处，于是便有原发病位和继发病位之别，疼痛一证也是如此。需关注的一点是，疾病发生的部位与疾病表现的部位不同，前者为病位，后者则为症位。对于疼痛来说，痛位不全部代表病位，如肝气犯胃导致的胃脘痛，为痛在胃脘部，病在肝胃。疼痛的病位可在脏腑、经络、气血、津液等处。因此，从病位上对疼痛进行分类，主要以脏腑经络、气血津液为基础，兹分别论述之。

（一）脏腑经络定位

人体以五脏为中心，与六腑相表里，通过经脉相连属，从而构成一个完整的整体。脏腑功能异常所致的疼痛或出现在脏腑所处的部位上，或在脏腑经络循行路线上。因此，通过经络和脏腑的配属关系，将疼痛分类归纳，归属于脏腑，尤以五脏为主对痛证进行分类。

病在肝（胆）：肝（胆）居于右侧胁肋部，足厥阴肝经和足少阳胆经循行于人体头部两侧、巅顶、耳周围、少腹、阴器。因此，凡上述这些部位出现疼痛，如头顶及两侧痛、耳痛、胁肋痛、少腹痛、股阴痛、外阴痛等，均与肝（胆）密切相关。此外，因肝气不舒导致的胃痛、疝痛，肝阳上亢导致的头痛、目痛等，由肝气失和所致，亦属此列。

病在心（小肠）：心居胸中，手少阴心经和手太阳小肠经循行于两眼内外眦、颜面部、胸部正中、肩胛及上肢内侧，沿中指、小指线而下，故凡上述这些部位出现的疼痛，如双眼内外眦痛、面痛、胸痛、肩胛痛、上肢内侧痛等，均与心（小肠）密切相关。此外，因心（小肠）功能失调所致的疼痛也包括在内，如心脉瘀阻之真心痛、背痛，心火上炎之舌痛，心热下注于小肠之小便痛，小肠气滞之腹胀痛等。

病在脾（胃）：脾胃居于脘腹部，足太阴脾经和足阳明胃经循行于人体前额、鼻根、上齿、舌、胃脘、股腹、胫骨外侧等部位。因此，凡上述部位出现疼痛，如前顶或额部痛、上齿痛、舌痛、胃脘痛、大腹痛、股腹痛、下肢外侧痛等，均与脾（胃）密切相关。此外，因脾胃功能失调所致的疼痛，如脾气下陷之小腹痛，胃火上攻之咽喉痛等，亦属此列。

病在肺（大肠）：肺居胸中，手太阴肺经和手阳明大肠经循行于人体鼻咽部、下牙齿、肩背部、胸部、肛门及上肢相应部位。故这些部位出现的疼痛，如鼻痛、咽喉痛、下齿痛、肩背痛、胸痛、肛痛、肘痛等，均与肺（大肠）密切相关。此外，因肺（大肠）功能失调所致的多种疼痛也包含在内。

病在肾（膀胱）：腰为肾之府，膀胱居小腹，足少阴肾经和足太阳膀胱经循行于人体巅顶、枕项、脊背、腰骶、膝腘、足跟、足心及外阴部。因此，上述部位出现的疼痛，如巅顶痛、颈项痛、脊痛、背痛、腰痛、尾骶痛、小腹痛、足痛、外阴痛等，均与肾（膀胱）密切相关。此外，亦包括肾（膀胱）功能失调所致的疼痛，如肾虚火上炎之牙痛、耳痛、咽痛，膀胱气滞之身痛等。

（二）气、血、津液定位

气、血、津液为构成人体的基本物质，是维持人体活动所必需的物质，它们的失常，除不足便为瘀滞。疼痛的发生多为气、血、津液之虚、滞。

痛发于气：气病致痛，有虚证，有实证。若全身各处见空痛或绵绵作痛，伴肢体困倦、神色疲惫，自觉气短懒言，动则汗出者，多为气虚；若见胀痛，走窜不定，每每因情绪不舒而加重者，属气滞；若是小腹、肛门自觉坠痛，伴气短、倦怠，或脱肛、久泄，属气陷；若见头部、胸脘疼痛，伴头晕目眩，或呕哕，或咳喘者，属气逆。

痛发于血：血病致痛，有虚有实。若见全身各处隐隐作痛，伴面白无华、唇甲色淡、头晕眼花、心悸失眠等症状，属血虚；若痛处固定不移，且痛如针刺刀割，拒按，夜间加重，伴有面色、唇舌青紫，肌肤甲错者，属血瘀；若痛发于手足、少腹，且得温痛减，手足冰冷，肤色青紫暗淡，触之皮温不高者，属于血寒。

痛发于津液：同可见于虚证、实证。如胁肋、胸脘、咽喉等部位隐痛，绵绵不休，伴有口唇干燥、咽干口渴、皮肤无光泽、小便量少、大便秘结之症，属津液亏乏；若见胸痛咳喘，头痛昏蒙，乳核作痛，瘰疬作痛等，则为痰气交阻；若见胸胁咳唾引痛，或肢体痛重，则为饮邪留滞。

三、病性分类

病性，即疾病的基本性质。疼痛的病性归纳起来，不外乎寒、热、虚、实四大类。

（一）寒痛

寒痛为寒邪痹阻经脉所致，多为剧烈的、得温则减的疼痛，最常见的是冷痛。若是寒邪清冷收引，使经脉拘急，也可出现掣痛、急痛、牵引痛等。此外，表寒不散可致紧痛。

（二）热痛

热痛为热邪阻遏，气血壅塞，或阴虚火旺，经脉被灼伤所致。其痛可剧可缓，但大多得冷痛减。热痛多见于灼痛。若热与痰结或与湿合，其痛更剧，多表现为痛如刀割。此外，火热上攻，聚于舌部，可见辣痛；阴虚火旺，熏于鼻、咽，可见干痛；火热发于尿道、眼部，可见涩痛；外蒸于皮肤，致局部疮疡，热盛肉烂成脓，可出现跳痛等。

（三）虚痛

虚痛为因精、气、血、津液、阴、阳等缺乏，使经脉失于荣养所致的疼痛。此痛大多喜按，休息后可缓解。其中，阴血亏虚多见隐痛；阳气衰少多见绵痛；肾精不足多见空痛；中气下陷多见坠痛。虚痛多出现在头颅、胸或腹腔脏器等部位。

（四）实痛

实痛因六淫、食滞、痰饮、瘀血等有形之邪阻滞经脉，使气血运行不畅而发。大多数实痛的疼痛性质剧烈，且拒按。诸如气滞之胀痛、血瘀之刺痛、砂石阻滞及蛔虫窜扰之绞痛、风淫之游走痛、湿浊之酸痛、痰阻之重痛、饮留之悬痛、外伤之瘀痛、风痰阻络之木痛、食积之满痛、湿热下注之窘痛，皆属实痛范畴。因此，身体各处都可出现实痛。此外，寒痛、热痛中大部分疼痛也属于实痛范畴，当相互参考，不可机械讨论。

（李婧　徐群　季方）

第五章　中医对疼痛的诊断

诊断是否正确决定了疼痛的治疗效果，中医主要通过四诊合参来对疾病进行诊断。四诊就是望、闻、问、切这四种诊断方法。通过望、闻、问、切来观察疼痛的病位和特点，来得知导致疼痛的病因、病机，从而为临床辨证施治提供一定的依据。现在分述如下：

一、问诊的运用

问诊诊断疼痛，主要是询问疼痛的部位、诱发疼痛的因素、既往的病史、疼痛特征、疼痛程度、疼痛的时间以及疼痛时伴随的症状。

（一）问疼痛的部位

1.问身躯四肢

（1）身痛：风寒束表和阳虚内寒常易导致身痛。如果风湿留于肌体表层，可以见到身体酸痛或烦痛，肢体沉重，转侧不利等症状；如果身体的疼痛是偏于一侧的，这种情况多为疼痛的一侧感受邪气，气血郁结阻滞于肌肤腠理之间；如果全身疼痛如被杖，则多为外感湿热疫毒所致；如果阳气亏虚，内寒较盛，就可以见到全身疼痛且畏寒。

（2）颈项痛：若项痛连及头部，多是由于外感风寒之邪，郁滞太阳经气；如果颈项连及肩胛区疼痛，为手太阳经脉的病变；若颈项痛延伸至肩背、腰部，多为邪气损伤肾脏，《黄帝内经》把这叫作“阴痹”。扭伤性颈痛多表现为单侧疼痛，向肩背放射，并有负重感；若颈项痛，表现为一侧或双侧，转动时疼痛加剧，疼痛的感觉向肩部放射，多为落枕所致。

（3）肩痛：肩部肌肤疼痛，部位表浅，或向背部牵拉，手臂疼痛，肩关节的活动没有异常，这是风寒邪气外袭，经脉不利导致的；肩部筋骨疼痛，部位较深，疼痛感强烈，很长时间不缓解，肩关节活动障碍，局部发凉者，为肩部感受寒湿所致，见于“肩凝证”；肩部有针扎一样的疼痛，很长时间不好转，则为瘀血阻滞于肩部经络，或因闪挫扭伤所致。

（4）背痛：若上连项颈，板滞不舒，为外感风寒；背部滞痛，部位固定不移，活动后可减轻，则为瘀血阻络；若背部疼痛，伴有嗳气、叹息或惊恐不安，则为肝胃不和、经气不利，《黄帝内经》把这称作“风厥”证。

（5）臂痛：臂部疼痛，感受寒凉则加重，而且有重着牵拉感者，为感受寒湿之邪。表现为内侧疼痛者，为手少阴心经受邪；外侧痛者，为手少阳三焦经受邪；上臂外侧痛者，为手太阳小肠经受邪。

（6）阴股痛：可发生于单侧，也可发生于双侧，常常连及阴部。若双侧疼痛牵及阴部，常可在肝肾经络和脏腑的病变中出现，多是由于感受寒湿之邪；若阴股痛发生于一侧，痛如锥刺，不能转动，局部无红、热、肿，须谨防“咬骨疽”。阴股内痛，且起突肿物者，是疝气。

(7)足痛:足痛和足三阴的关系较为密切,其病变有实有虚。一侧或两侧足跟疼痛,不能长时间站立者,为劳伤过度,肝肾亏虚,或者大病之后,气血亏虚所致;单纯足心痛多为肝肾阴亏;全足疼痛,阴雨寒冷天疼痛加重,多为寒湿侵袭,气血痹阻所致。

(8)四肢痛:四肢关节红肿热痛,为湿热致痹;肢体关节刺痛,部位固定不移,夜间尤其严重,关节肿大变形,不可屈伸,为寒湿瘀互结,瘀血阻滞所致;四肢冷痛为脾阳虚衰,无以温煦四肢所致;四肢烦痛则为风中脾胃。若四肢疼痛游走,位置不固定,是风湿侵袭,闭阻经络,是为“风痹”。若四肢疼痛而沉重者,是风寒湿痹,称为“湿痹”。

(9)指趾痛:一开始指头麻木发痒,接着红肿热痛。病情发展可在肘部或腹部触及硬核,见于疽疮;足趾烂肿疼痛,痛如汤泼火燎,白天轻夜间重,严重者可发生溃疡或坏疽,见于脱骨疽。

2.问头面五官

(1)头痛:外感六淫、内伤七情、痰浊、瘀血,均可引起头痛,故对本证应仔细询问,认真审证。

外邪侵袭引起头痛,根据经络循行路线辨证。①头后部痛,连及项背者,病在太阳经;②前额痛,连眉棱骨者,病在阳明经;③两侧疼痛,连及耳部,病在少阳经;④全头沉重疼痛,腹部胀满自汗出者,病在太阴经;⑤头痛连及牙齿,指甲微青者,病在少阴经;⑥巅顶疼痛,牵引头角者,病在厥阴经。

头痛因肝所致者,则又有肝气郁结、肝火上炎、肝阳上亢之不同。①若头痛偏于一侧,或痛在眉棱骨处,每随情志变化而增减,此为肝之郁结导致;②若头部胀痛,巅顶尤甚,面红目赤,烦躁易怒,则为肝火上逆所致;③若头痛偏于两侧,或连巅顶,眩晕耳鸣，怒则加重，此为肝阳上亢所致。

头痛因虚所致者，临床有气、血、阴、阳之不同，临床多表现为全头空痛、隐痛或冷痛。

若一侧头部昏沉疼痛、胸脘痞闷、恶心呕吐，为痰浊上扰清窍所致；若一侧局部刺痛，部位固定不移，长时间不愈，则为瘀血阻滞头部经络。

因头风引起的头痛，临床可见下列几种：①头痛在一侧，连及眼睛、牙齿，时而发作，时而停止，疼痛不可忍受，长时间不愈者，为“偏头风”；②头痛如雷鸣，头面起核者，名“雷头风”；③两太阳穴处连脑痛者，名“夹脑风”；④脑户极冷，疼痛不可忍耐，项背怕凉者，为“脑风”。

(2)面痛：面痛和三阳经脉关系密切，临床以半侧疼痛最为常见。若单侧颊部灼痛像刀割一样，连及上下唇及牙龈处，时发时止，痛时发热，此为痰热阻于面络；颜面之中、下部掣痛，或半侧脸上下都疼，时发时止，遇冷加重，这是寒痰阻于面络；半侧面部阵发性灼痛，痛连头角，常因情志刺激而诱发，则为肝火上犯；半面痛如锥刺，痛处不移，白天轻夜晚重，为瘀血阻于面络；面部空痛连头，频频发作，遇劳加重，为气血亏虚，面络失养所致；耳下腮部酸痛，继而一侧或两侧腮部肿胀疼痛，边缘不清晰，为感受风热邪毒，见于“痄腮”。

3.问胸胁脘腹部

(1)胸痛：胸属上焦，心肺在胸中，因此胸痛与心肺疾病相关。胸痛憋闷，或连及肩背者，为胸痹；若左侧胸部疼痛剧烈、宛如锥刺，连及左侧肩背或左臂内侧，常常突然发作，面色青灰、手足青至节者，为“真心痛”，是心阳衰微，气血阻闭；胸部硬满疼痛，向下连及腹部，向两侧连及两胁，手不可近者，为大结胸，是水热互结所致；胸痛身热，咳吐脓血痰，味腥臭者，为肺痈，是热邪壅肺，后败肉腐；胸痛潮热盗汗，咳痰带血者，为肺痨，是肺阴亏虚，虚热内灼。

(2)胁痛：胁肋胀痛，部位不定，为肝气郁结；胸胁刺痛，部位固定，为瘀血阻滞；胁肋隐痛，悠悠不休，则为肝阴不足；胁肋连及胸部，心下、肋间饱满，翻身及咳嗽时加重者，为悬饮；胁肋灼热刺痛，部位呈带状，有的连及腰背，有的连及心胸，为湿热蕴结肝胆之火丹；两胁拘急冷痛，牵连少腹、阴器者，为寒邪凝滞肝脉，可见于寒疝、脏结等病。

(3)胃脘痛：是指上腹部近心窝处发生的疼痛。胃脘冷痛突然剧烈发作，为寒邪直中胃腑；胃脘胀满疼痛，多是饮食停滞；胃脘攻窜作痛，连及两胁者，则属肝气犯胃；胃脘灼痛，痛势急迫，属肝胃郁热；胃脘刺痛，部位固定者，是由于瘀血所致；胃脘部隐隐作痛，可见于胃阴不足，也可见于脾胃虚寒、络脉失养。

(4)腹痛：是指胃脘以下，耻骨毛际以上部位发生的疼痛。其中脐以上为大腹，乃足太阴脾经所属；脐以下为小腹，乃肾、肠、膀胱、胞宫所属；小腹两侧为少腹，为足厥阴肝经所过。腹痛可见于多种疾病中，寒、热、食、瘀均可致痛。

1)大腹痛：①大腹突然剧烈疼痛，多为寒邪侵袭腹部。②大腹胀满、疼痛而拒按，多是热结胃肠。③大腹胀痛，攻窜不定，向下连及少腹部，为气机郁滞于腹所致。④大腹刺痛、部位固定者，则为瘀血阻滞于腹部。⑤大腹胀满疼痛，上连胃脘，则为食积停滞。⑥大腹疼痛，绵绵不休，则属中阳虚衰，气血不足。

2)小腹痛：①小腹胀痛，小便不利者，为膀胱癃闭，常为湿热下注膀胱。②小腹刺痛，小便自利者，为下焦蓄血，是血与热互结于下焦的缘故。③小腹急痛，上连脐中，小便如粟者，此是砂淋，是湿热燔灼的表现。④小腹拘急冷痛，外阴部寒冷、目眩发脱者，为肾精耗损，阴损及阳，多见于遗精的患者。⑤小腹隐痛，乍轻乍重，多为下焦虚寒，气血失于温养。

3)少腹痛：①少腹拘急冷痛，并连及睾丸坠胀疼痛，此为寒凝肝脉。②少腹掣痛，时缓时急，作止无常，多为肝气郁滞。③少腹疼痛，里急后重，下痢脓血者，为大肠湿热。④少腹拘急疼痛，小便频急者，为膀胱气化不利所致。⑤少腹隐隐作痛，以左侧为多，多属下焦虚寒。

4)脐周痛：①脐周疼痛紧急剧烈，为寒邪直中足太阴脾经。②腹痛绕脐，硬满拒按，大便秘结者，为燥屎内结。③肚脐周围疼痛，时而发作时而停止，多为蛔虫内扰。④脐中切痛，肠中雷鸣，大便溏泄者，此为大肠有寒。⑤绕脐疼痛，痛时冷汗自出，手足厥冷者，见于寒疝。

右上腹突发钻顶样痛，难以忍受，时作时止者，此为蛔虫所动、窜入胆道所致，见于蛔厥证。

右下腹拘急疼痛而拒按，多为肠内郁热积滞，气机不通，见于肠痈。

4.问腰骶尾阴部疼痛

腰部冷痛重，连及下肢，阴雨天加重，此为寒湿腰痛：①腰痛行背者，病在太阳经。②腰痛不可俯仰者，病在少阳经。③腰痛不可前后转动者，病在阳明经。④腰病引脊者，病在少阴经。⑤腰痛行少腹，上连胁者，病在太阴经。⑥腰痛行阴器者，病在厥阴经。

(二)问疼痛的特征

1.胀痛

痛多因肝郁气滞,肝阳上亢,感受风热及痰食内停所致。

2.刺痛

刺痛多是瘀血阻滞、湿热蕴积、火热熏灼及寒热外感内壅脉络,血脉痹阻之候。

3.冷痛

冷痛多为寒凝气滞、阳气虚衰所致。

4.灼痛

灼痛多为实热壅阻或虚热内灼。灼痛发生于面部,多为痰热闭阻;舌头灼痛,为脏腑实热或阴虚火旺;灼痛发生于胃脘,为肝胃郁热;阴部发生灼痛,多为肝经湿热下注;指或趾灼痛难忍者,为火毒蕴结,常见于脱疽。

5.绞痛

绞痛属实邪为患。如果绞痛见于腰部、右上腹或小腹部,多为砂石阻滞;绞痛见于胸部,多为心血瘀阻之真心痛;绞痛见于腹中,多是蛔虫内扰,常见于蛔虫性肠梗阻。

6.掣痛

不论疼痛轻重、疼痛部位,痛因总与寒邪相关。掣痛见于面部,为寒痰阻络;耳内掣痛,为气血瘀阻;若关节掣痛,则多是风湿外侵。

7.牵引痛

若头痛牵引项背,为风寒中于足太阳经;牙痛牵引头脑,或连及唇舌颊腮者,为胃火上炎;胸痛连及两肋者,多为结胸证;胁痛连及胃脘者,为肝郁气滞;下行少腹、阴器者,则为寒滞肝脉;

腰痛连及背部，为寒湿侵犯太阳经，或肾精亏损。

8.放射痛

胸阳不振、痰浊内阻的胸痛剧烈，向肩部放射；心血瘀阻的疼痛，表现为左侧胸部剧痛，向肩部或左臂内侧放射，见于真心痛；小腹部有放射性疼痛，可见于砂石阻滞。此外，扭伤性颈项痛亦常向背部放射。

9.游走痛

游走痛多属风、气二邪为患。由风气盛所致的行痹，可见四肢游走痛等；由气机郁滞所致者，可见到胁肋等部位的走窜疼痛。

10.酸痛

酸痛常发生于全身，为湿着肌表。四肢酸痛，为风湿留著，或气血虚弱；臂部酸痛，为痰湿留注；背部酸痛，为气血瘀滞；腰部酸痛，是寒湿下注或肾精亏损。

11.隐痛

头部隐痛，为阴血亏损；胸部隐痛，为心气虚弱；胁部隐痛，为肝阴不足；胃脘部隐痛，为胃阴不足，或脾胃阳虚；隐痛见于牙齿，为虚火上扰，或气血亏虚。

12.坠痛

坠痛发生于小腹，多为中气下陷；少腹牵引睾丸下坠疼痛，多为寒凝肝脉；侧睾丸坠胀疼痛，则为肝郁气滞，常见于“偏坠疝”。

13.钝痛

钝痛指疼痛不甚，有厚钝、迟钝感，常见于风寒湿痹。瘀血轻证所致的钝痛可见于腰肩等部位，如寒湿腰痛。风寒肩痛及身体其他部位的瘀血，初起者皆可出现钝痛。

14.跳痛

跳痛多见于实热内壅证。疼痛有跳动感，多见于疮病。凡疮疡有跳痛者，多为热盛肉腐，即将化脓之证；若耳朵里面跳痛，则为外感风热邪毒，或肝胆热毒上攻，日久亦可流脓不止。

（三）问疼痛的程度

凡疼痛突然猛烈发生，程度严重，无法忍受，甚至影响患者吃饭、睡觉及工作，如胀痛、刺痛、冷痛、灼痛、掣痛、绞痛、急痛、劈痛、跳痛、牵引痛、放射痛等，大多见于实证。可能为实寒，可能为实热。可能为气实，可能为血实，可能为痰实，可能为虫实等。

凡疼痛慢慢出现，可以忍耐，一般不影响患者吃饭、睡觉，如隐痛、空痛等，大多属虚证。或为气虚，或为阳虚，或为阴虚，或为血虚。

（四）问疼痛的时间

1.出现疼痛或疼痛加重的时间

(1)固定日痛：像寒湿腰痛，通常在阴雨天发作或加重；首风的头痛一般在起风前一天严重，反而在起风当天症状轻。

(2)固定时痛：每天晨起（寅时，3～5时）腹部疼痛，多属于五更泄，多由于命门火衰，不能生土引起；每天午后（未时，13～15时）疼痛，一般是阴虚，像胁痛、腰痛夜间为甚者，是由瘀血阻滞，经络不畅引起的；肢体关节红肿，剧烈疼痛，夜间严重者，属于化火耗伤津液的热痹；足趾痛，入夜尤甚，多是由于寒湿阻滞或火毒凝聚，常会出现脱骨疽。

(3)进食相关痛：虚证疼痛大多出现在饭前，实证疼痛大多出现在饭后，都是脾胃病变。

（4）月经相关痛：实证疼痛多发生在月经前。像肝气郁滞，或湿热蕴结，或寒湿凝滞引起的腹痛多发生在月经前；肝气郁滞可引发月经前的乳房胀痛；瘀血阻滞、湿热或寒湿蕴结、气血虚弱、冲任虚寒、肝肾亏虚引起的腹痛多在月经期；经行腰痛多是由肝肾不足、气滞血瘀引起的；虚证的疼痛多出现在月经后；像气血不足、冲任虚寒、肝肾不足引起的腹痛多发生在月经后。

（5）二便前后疼痛：膀胱湿热多表现为小便时小腹疼痛伴灼热感；心火偏亢、湿热蕴结、气血瘀滞多表现为小便时尿道疼痛；肝气郁滞多表现为小便后小腹胀痛；虚证引起的疼痛多表现为小便后尿道疼痛；湿热燥火引起的疼痛多表现为大便时肛门或腹部疼痛，且疼痛剧烈，常见于肛裂。

（6）妊产后痛：阳虚或阴虚无以濡养脉络或寒邪侵袭，气血瘀滞脉络常导致妊娠腹痛。瘀血内结、恶露不下或血海不足、寒邪侵袭常导致产后腹疼。血虚寒邪侵袭或瘀血闭阻脉络常导致产后身痛。

2.疼痛持续时间

（1）持续时间短：多是由于外邪侵袭所引起的。寒实疼痛多表现为剧烈疼痛，如外感头痛、寒邪袭胃引起的胃痛等。

（2）持续时间长：多见于头痛、胃痛、腹痛、尾骶痛由瘀血阻滞引起者，肝阴亏虚引起的胁痛，肾阳不足引起的腰痛，脾阳亏虚引起的腹痛，气血不足引起的头痛等。

（3）阵发性：虫积腹痛、龋齿疼常表现为阵发性疼痛，如胆道蛔虫的腹痛呈阵发性，发作时痛苦异常，不发作时与常人无异。

二、望诊的运用

(一)望神情

望神情主要包括望目光、望表情和望动态。通常来说,痛证的神情常表现为眉头紧蹙,双眼紧闭,表情痛苦,肌肉呈痉挛状态,咬牙握拳,双膝屈曲蜷卧,或用手捂住痛处,辗转反侧,烦躁不安,严重者面色灰青、冷汗淋漓、惊呼呻吟。

(二)望形态

1.望形体

(1)头面五官部:如果患者头痛且头面部红肿胀痛,属于抱头火丹;如果患者头痛且头异常肿大,属于“大头瘟”;脸上白斑隐隐,属于虫积腹痛;如果患者面痛兼见口眼㖞斜,属于风中经络。若口痛同时见口腔黏膜糜烂,色白如苔藓,属于脾经湿热上蒸;若口痛同时口唇上出现白色小疱,属于心脾积热上蒸所致。胃火牙痛常表现为牙龈肿胀。若咽喉疼痛且咽部红肿,属于肺胃有热导致的;如果出现两侧乳蛾红肿,多是风热痰火导致的;风热邪毒侵袭常表现为外耳道红肿疼痛;外伤所导致的疼痛常能见到眼睑肿胀青紫;如果见蟹睛,那么睛珠一定有疼痛感,常是肝胆实火上攻头面所致;肝胆火炽上冲常表现为瞳仁有血;如果眼睛疼痛且眼睑边缘有麦粒肿,此为“偷针”,这是由于脾胃热毒上攻,或风热邪气侵袭眼睑所致。

(2)四肢部:足趾溃烂肿胀,可表现为局部疼痛且剧烈,常是脱疽的火毒蕴结证;肢体骨骼关节变形且疼痛,常是风寒湿痹。

(3)脐腹阴乳部:心胸大寒痛或虫积腹痛常可见到腹壁有肠形。乳裂疼痛,常表现为刀割样。睾丸肿大异常,常是疝气的寒湿证；阴茎红肿疼痛者，是湿热火毒导致的；肛门部位疼痛且肛周脓肿，常常是热毒所导致的；肛门处见裂口，多是由于燥火蕴结大肠导致的。

外科疮疡类，凡是局部红肿高大，根盘束紧，焮热疼痛者多是痈；凡初起像粟像米，根脚坚硬且深，头白而且疼痛者，多是疔；凡部位表浅，形小呈圆形，红肿程度不高者多是疖。

2.望姿态

患者用手捂住腹部，行走前倾，多是由于腹痛；行走过程中，突然停下，用手捂住心脏，不敢再动，属于“真心痛”；嗳气，用手捂心下，属于胃脘痛；用手扶住腰部，弯腰曲背，仰俯转顾活动受限者，常是腰腿痛；走路跛行，夜间抱膝而坐，这常常是脱疽足趾痛的表现。

（三）望肤色

1.望面及五官部肤色

各种痛证常表现为面色发黑；寒冷所致腹痛常表现为面色青；真心痛常表现为面黑肢厥；痹证腰痛常表现为面色黑，仰俯受限；心胸呈针刺样疼痛常表现为面色灰青；脘腹冷痛常表现为面色苍白；虫积所致的腹痛常表现为面乍青乍白。

腹中痛常表现为鼻头色青；各种痛证常表现为唇色青黑；心胸刺痛常表现为口唇青紫；外感风寒导致的咽喉痛常表现为咽喉部黏膜暗红；外感风热导致的咽喉痛常表现为咽喉部黏膜焮红。热壅所导致的眼睑丹毒常表现为眼睑疼痛，色如涂丹。剧痛常表现为耳部青黑；外感风热邪毒，或肝胆火毒上攻所导致的耳痛常表现为耳郭及耳内皮肤红，鼓膜也红。

2.望其他部位肤色

瘀血疼痛或肠痈腹中急痛多表现为肌肤甲错；丹毒常表现为皮肤发红，色如涂丹；抱头丹常发生在头面部；缠腰火丹常发生在腰腹部；胎毒火丹常发生在婴儿。风湿热痹疼痛常表现为皮肤有红色环状结节，疼痛部位多在四肢关节；全身或局部皮肤青紫或紫暗，常伴有疼痛。其中瘀血阻滞导致的疼痛多发生在腰部、阴股，火毒蕴结所导致的疼痛常发生在指、趾。

(四)望舌象

寒邪凝滞所导致的冷痛常表现为舌苔白润；阳虚所导致的绵痛常表现为舌淡胖嫩；热邪壅滞所导致的灼痛常表现为舌红苔黄；阴虚所导致的隐痛常表现为舌红少苔；气血亏虚往往导致疼痛迁延不愈，常表现为舌淡苔白；瘀血刺痛常表现为舌质紫暗或有瘀点、瘀斑；痰浊内阻所导致的疼痛常表现为苔白腻或黄腻；饮邪内停所导致的疼痛常表现为舌苔白滑；饮食积滞所导致的疼痛常表现为舌苔厚腻；虫积腹痛常表现为舌尖部红色乳头状小点；心脾有热导致的舌痛常表现为舌体肿胀鲜红；心火偏亢所导致的舌痛连及下颚常表现为舌上生痈，色红高大；心经热毒上充所导致的舌痛常表现为舌四周上下生粟米样疱疮；心脾郁火上炎所导致的舌痛常表现为剧痛，舌生蕈肉，开始像豆，逐渐演变为头大蒂小，鸡冠样，表皮红烂；寒痛常表现为舌体紧缩不能伸长。

三、切诊的运用

(一)按诊

1.按肌肤

虚证疼痛痛处常喜揉按，实证疼痛痛处常拒按。浅表部位疼痛常表现为轻按即痛,较深部位的疼痛常表现为重按才痛。瘀血疼痛常表现为全身肌肤甲错。跌扑闪挫、瘀血阻滞所导致的疼痛常表现为局部肿胀疼痛,或肿痛拒按。

2.按胸胁

水结气分或肺气上壅所导致的疼痛常表现为胸部按压痛;寒邪侵袭背部所导致的疼痛常表现为心背引痛,按之痛止;痰热气结或水饮内停所导致的疼痛常表现为胸胁胀痛;肝痈所导致的疼痛常表现为右肋胀痛,伴热感,拒按;食积所导致的胁下疼痛常表现为按之即止,不按复痛;气滞血瘀所导致的疼痛常表现为乳房刺痛,且有结节大小不一;脏结所导致的疼痛常表现为胁下痞块,痛引少腹阴器。

3.按手足

手足俱寒常是冷痛所致;手足俱热常是热痛所致;手背热常是外感疼痛所致;手心热常是内伤疼痛所致;小儿手心热常是食积疼痛导致;"真心痛"常表现为四肢青冷至节;热痹所导致的疼痛常表现为四肢关节肿胀灼热;咬骨疽常表现为一侧阴股锥刺样疼痛,皮肤不热,重压疼痛点固定。

(二)腹诊

1.辨结胸

①大结胸疼痛常表现为胸胁脘腹部硬满拒按。②小结胸疼痛常表现为疼痛部位正在心下,按压就痛,不按不痛。③水结胸的疼痛常表现为按压即痛,推之漉漉有声。④食结胸疼痛常表现为按之满痛,摩之嗳腐。⑤血结胸疼痛常表现为疼痛拒按,有时可出现昏厥。

2.辨色块

①癥积所导致的疼痛部位固定且按之有形，其病在血分；瘕聚所导致的疼痛部位不固定且按之无形，聚散不定，其病在气分。②虫积所导致的腹痛常表现为按压见腹部凝结像硬筋，久按可移动。③肠痈所导致的疼痛部位常在右下腹，按之有包块。④肠中宿粪所导致的疼痛部位常在左下腹，有硬块。⑤腹部按压痛部位常在小腹或少腹，内有包块，开始如鸡卵大小，后渐增，按之坚硬，推之可以移动的是肠覃；推之固定不移的是石瘕。

（三）脉诊

1.单脉察痛

(1)弦脉：多主疼痛，常见由肝郁气滞导致的胸肋疼痛，由肝木乘脾导致的腹痛，由肝阳偏亢导致的头痛。

(2)紧脉：多见于寒邪侵袭，凝滞经脉，阳气受阻所导致的疼痛。

(3)沉脉：多见于邪气侵袭，郁结于里，或正气亏虚所致的疼痛。

(4)伏脉：主各种暴痛或剧痛。

(5)牢脉：多见于阴寒积聚于内，阳气沉潜所致的心腹寒痛。

(6)促脉：多见于实热壅盛所致的肿胀疼痛。

(7)结脉：主疝痛，属阴寒凝滞型。

(8)代脉：多见于阵发性疼痛。

(9)动脉：主痛是由于动为阴阳搏结之候，痛亦阴阳不和。

(10)短脉：多见于气虚无力，气血运行不畅，瘀阻脉络所导致的疼痛。

(11)涩脉:常见于阴血亏虚所致的虚痛,或实邪致病的实痛。

(12)迟脉:多见于寒痛,有力则为实证,无力则为虚证。

(13)洪脉:多见于邪热充斥于内或蛔虫内扰所导致的疼痛。

(14)大脉:多见于由湿邪困表所导致的头身疼痛。

(15)长脉:多见于实热壅盛所导致的肌表肢体疼痛。

(16)急脉:多见于疝痛(属邪闭经郁型)。

(17)浮脉:多见于表证引起的疼痛。

(18)革脉:主精血不足所导致的虚痛。

(19)实脉:常见于邪气阻滞经脉,气血运行不畅所导致的疼痛。

(20)微脉:多见于气血不足,不能濡养经脉所导致的疼痛。

(21)芤脉:多见于气血亏虚,不能濡养经脉所导致的疼痛。

2.兼脉察痛

(1)浮紧:多见于风寒表实证所导致的身体疼痛。

(2)浮滑:主表邪侵袭,邪气入里,与痰相互搏结于心下,按之即痛的小结胸病。

(3)浮大:多见于正气不足,邪气亢盛所导致的疼痛,病程常久而不愈。

(4)浮而涩:常见于风湿邪气流注肌肉所导致的烦痛。

(5)沉紧:多见于里证疼痛。

(6)沉弦:主寒凝气滞或瘀血阻滞所导致的疼痛。

(7)沉迟:多见于阴寒内盛或中阳不足所导致的脘腹痛。

(8)沉细:多见于气血亏虚,不能濡养脉络所导致的各种疼痛。

(9)沉弱:多见于里虚证所致疼痛。

(10)弦紧:多见于肝木乘脾所导致的腹痛。

(11)细迟:主脾胃阳虚所导致的心腹疼痛。

(12)大而涩:主寒湿侵袭,气血闭阻经脉所导致的痛痹。

四、闻诊的运用

(一)听声音察痛

1.发声

外感风寒湿邪气常表现为头项强痛、身体重着疼痛、鼻塞声重。疼痛剧烈常表现为呻吟或哀号;骨节间痛常表现为语声寂然,善惊呼。小儿腹痛多表现为间断哭泣、拒绝进食、辗转反侧、烦躁不安或直声往来无泪。

2.语言

咽痛多表现为语言困难,皱眉缩颈;腹部疼痛,排便困难,谵语,多是燥屎内结所致;下焦蓄血常表现为狂言乱语,少腹硬满疼痛。

3.呼吸

实热壅肺或痰热阻肺常表现为气喘呼出为快,声高息涌,胸痛;心肺气虚证常表现为喘而无力,腹部隐隐作痛;饮停胸胁常表现为呼吸气短、口渴、四肢关节痛;肺气不足常表现为短气胸痛。

4.咳嗽

外感风寒湿邪常表现为咳声沉闷重浊,头身疼痛;燥热伤肺常表现为咳声清脆,胸痛;肺热常表现为咳声不扬,痰液黏稠,颜色发黄,不容易咳出,咽干痛;白喉常表现为咳声如犬吠,咽喉肿痛。

5.呕吐

肝气犯胃证常表现为呕吐泛酸，胸胁胀满；霍乱常表现为呕吐下利，腹痛如绞；燥屎内结常表现为呕吐，便闭不通，脐周痛；胃痈常表现为呕吐脓汁，胃脘痛。

6.呃逆

外邪客胃所致胃脘痛，呃声多高亢；中气虚弱所致胃脘痛多隐隐作痛，呃声低微。

7.吸气

食积内停多表现为嗳腐吞酸，脘腹满痛；肝气犯胃多表现为声音响亮，频发，胸胁作痛。

8.叹息

叹息一般与胸胁胀痛并见，由肝郁气滞所致。

9.肠鸣

痰饮停聚多表现为腹部振水音，推之漉漉作响，胃脘痛；寒邪直中多表现为腹中雷鸣切痛。

（二）嗅气味察痛

1.口气

龋齿牙痛，食积胃痛常出现口臭；胃热牙痛多口气臭秽；宿食内停多表现为口气酸馊，脘腹痛；肺痈、胃痈多表现为口气腐臭，心胸痛。

2.鼻气

鼻渊多表现为鼻出臭气，流浊涕，不易流出，可见上颌及眼眶疼痛。

3.痰涎

肺痈多表现为咳吐脓痰，有腥臭味，胸痛。

4.二便

小便清长，脘腹冷痛，多由寒邪内结所致；小便黄赤浊臭，小便时伴小腹疼痛或尿道灼热疼痛，多是膀胱湿热所致；大便臭秽如败卵，或矢气酸臭，脘腹胀满疼痛，多由饮食内停所致。

（李娅蓉　程琳　李云泽）

第六章　中医对疼痛的治疗

一、治疗原则

（一）辨清缓急，分清治标或治本

《素问·标本病传论》说："病有标本……知标本者，万举万当。"对于疼痛病的诊治，必须权衡标本缓急，有的放矢。按照"急则治其标，缓则治其本"的原则，对卒痛、剧痛应当从标治。当疼痛缓解后，应根据其疼痛的部位、特点、时间，并结合其他症状、参照舌象脉象、分析病性、寻求病因，进而从本论治，这对巩固疗效和防止复发具有重要意义。比如"真心痛"发作之时，往往胸痛彻背，背痛彻心，剧痛难忍，甚至有厥证、休克，所以治疗应该用嗡化疗法配合针刺尽快止痛。等疼痛缓解后，应当根据脉象，分别调补气血阴阳。如果表现为心悸气短、畏寒肢冷、心痛时作、舌质黯淡、脉沉涩，为心阳亏虚，治当立足于温通心阳，使阳气复振，则既有利于血脉畅达，又可防止疼痛复发。同时，还应当嘱咐患者注意起居，调节饮食，调理精神，综合调理，才能促进痊愈。

某些痛证属于标本俱急，不应该单独治标，或单独治本。对这类患者，应当采用"标本同治"的方法，避免"虚虚实实"的错误。若为素体气血亏虚，反复感受风寒之邪所致痹证，其肢节疼痛既有风寒阻络“标实”的一面，又有气虚血亏“本虚”的一面，治疗时如果单用疏风散寒就会气血易伤，只用补益气血则邪气又不能除，而必须扶正祛邪，标本兼顾才能痊愈。

（二）查清病位，按脏络进行对应诊治

疼痛病的病位很广泛，涉及脏腑、经络。从病机而言，大多数疼痛病发于经络者由外感引起，而多数是实证；病在脏腑者，外感、内伤都可以引起，而以内伤最为常见，虚痛、实痛都有。因疼痛部位不同，治法也有很大差异。

对于病在脏腑的痛证，应根据其具体脏腑所属及病性的差别，采取相应的调补之法，而突出疏理气机，使脏腑功能协调，气机通畅，痛证才能痊愈。还应考虑到脏腑之间的相互联系和影响，溯本求源，找出病位所在。如胃脘痛，除胃腑本身功能失调会导致疼痛外，因肝气犯胃或由脾肾阳衰，胃失温养而致病者也不在少数，治疗当明辨主次，或肝胃同治，或脾肾兼顾。

对于病在经络的痛证，治疗上首先应根据病邪性质的不同而分别选用相应疗法，其中尤需重视运用通经活络法。其次，还要根据脏腑与经络的关系，调整其相应脏腑的功能。如阴囊睾丸冷痛紧缩者，可以用暖肝散寒法；足跟空痛者，采用补益肝肾法等，脏络并治，效果更好。此外，病程长且病情顽固的患者，多数属于“久痛入络”，可使用虫蚁搜剔之类的药品，通经活络，以提高疗效。正如叶天士所说：“通络方法，每取虫蚁迅速飞走诸灵……血无凝着，气可宣通。”再者，治疗经络痛证，还应根据其经络所属，而选用引经药，使药力直达病所。

（三）审清病程，治疗方法按照所属证型进行选择

痛证的发生发展是一个不断变化的动态过程，由于邪正盛

衰、阴阳消长等病理因素，病机往往处于转化阶段与相对稳定阶段。痛证的阶段性不仅能反映出病情的轻重、病势的进退，还能揭示出病机的变化，进而作为分期论治的依据。治疗方法应随着病程长短和证候趋势而做相应的调整，才能紧扣病机，提高疗效。如外感痛证的初期阶段，邪气还未全盛，正气没有衰弱，病证轻浅，应先疏散表邪；如果邪气稽留不去，逐渐传入腠理，正气受到损伤，治疗应当以祛邪为主，同时也要顾护正气，扶正祛邪。内伤痛证的初期虽然多属实，需要用峻剂而治者，亦只宜暂时用，避免伤及正气。倘若病程进入中期，邪未去而正气渐伤，诊治应当兼顾祛邪扶正，攻邪同时扶正；病至后期，邪未衰而正气越来越虚弱，治疗应注意调补气血，养益五脏，使正气恢复而邪更容易祛除。如果胃痛是因嗜食生冷，寒积胃脘而引起的，应该温胃散寒，理气止痛。如果长时间不痊愈，损伤脾阳，应当以温阳增加正气，散寒止痛。对于肝经火热上犯所引起的眼痛，开始应当以清泻肝火为主，日久损伤肝肾之阴的患者，应当用补益肝肾的方法。因此，病程的长短是判断病机转化的重要方面。临床应根据其动态变化，因证立法，才能获得最好效果。

由于病证有变化，所以具体治法也有常法和变法的区别。所谓“常法”，是指在论治中运用针对性很强的常用治法；所谓“变法”，是指针对患者的体质、兼症、宿疾等情况，在运用常法的基础上，针对病证的变化而对常法予以变通应用，所以临证选用具体治法时，应知常达变。如治疗瘀血痛证，用活血化瘀法治疗是其常法，但在血瘀证形成和发展过程中，由于病因、体质、病程等的不同，临床往往有寒凝血瘀、热壅血瘀、气滞血瘀、气虚血瘀、阴虚血瘀、阳虚血瘀等不同，而治疗上采用的散寒化瘀、清热化瘀、理气化瘀、补气化瘀、育阴化瘀、温阳化瘀等相应治法,即为活血化瘀法的“变法”。具体治法的多样性,是中医学宝库瑰丽丰富的体现。

二、常用内治法

(一)止痛方法

1.出汗止痛的方法

汗法,也就是解表法,就是通过打开腠理,让外界邪气引起的疼痛症状伴随着出汗缓解的治法。

在临床中,汗法既能够发汗,也能够使感受的外界湿气消失,可以通过发汗去除湿气,达到止痛的目的。

解表:通过使身上出汗,体表感受到的邪气消失,能消除外界感受邪气导致的头部疼痛、身上痛、脖子痛、身上酸胀等症状。

祛湿:使用往外散发的方法,可以使感受到的风湿邪气消失,所以能用出汗的方法治疗身上痛等症状。

2.清热止痛的方法

清热止痛的方法,也就是运用去热的药物和各种方法,让感受到的热邪向外泄出,这样就可以除去里面有热的一些症状,以达到止痛目的。

清热解毒的方法:热毒症状,如内痈、丹毒、疔疮、痈肿等,都可以出现疼痛,都可以使用清热解毒的方法治疗。

清泻脏腑:脏腑有火会导致疼痛,可以用清热且泻火的方法。

以除湿的方法清热:不同位置的湿热邪气,症状不同,如感受湿热腹泻引起的肚子痛等。

3.通下止痛的方法

可以用往下排便，消除积滞，泻下有形实物的治疗方法来消除疼痛。

寒下：主要治疗里热实证。如果大便干燥，肚子满且疼痛，高热，口里干渴，又或者积滞，就会产生邪热，肚子胀痛；或者肠子里长东西，导致气机不通，都可以用寒下这种方法。

温里通下：若肚脐下有硬东西，大便不通，肚子痛，四肢很冷等，就可以用温里泻下的办法。临床可以用干姜、附子、大黄等温阳且泻下的药物。不通，腹隐痛，四肢冷等，治宜温下止痛。

4.消导止痛的方法

消导止痛的方法，就是使用消除导散的药物，让聚集的实物分散开来止痛，可以有消化食物、消磨积聚的实邪这两个方面。

消化食物：狭义的消法，就是用一些具有消食作用的药物来消除积聚的食物，使疼痛消失。

消磨积聚：积聚有气积和血积两种。先说气积，只要脾胃气机不通畅，都可以用行气和胃的方法止痛，就像胃里寒冷气机凝滞，疼痛厉害时，可以用良附丸。若有肝郁气滞，出现胸胁部胀满疼痛，喜欢叹气，可以用柴胡疏肝散。再来说血积，应该视血瘀的严重程度选择行血、活血或破血的药物，以促进血液循环。例如，痛经属于受寒引起血瘀，选温经汤。又如，真心痛、胁肋部疼痛可以用止痛的失笑散。

5.补益止痛的方法

可以用补足人体阴阳气血的方法来治疗由气血阴阳不足产生的疼痛症状，也就是可以止痛的方法补足正气。

补益止痛的方法有补血、补气、补阳、补阴止痛四种。因为气为血之帅，血为气之母，所以在临床过程中气虚一般加用补血药物，血虚一般加用补气药物。阴阳互根且互损，能够互相影响，所以不能单纯补阴，也不能单纯补阳。

补益止痛的方法，实际就是通过补充体内阴阳气血，以达到止痛目的的方法，在使用过程中一定要注意保护气血，协调阴阳。具体五脏怎么补，应该根据实际情况决定，不能补偏了。

6.温阳止痛的方法

温阳止痛的方法，为提高人体的阳气，达到驱寒的目的，从而消除由寒冷引起的疼痛的治疗方法。温阳止痛有两个方面，即温里和温经祛除寒邪。

温里散寒：脏腑直接被寒邪所伤，或者素体阳气亏虚，内生寒气，出现身体冷、腹痛、恶心呕吐、腹泻等症状，可以用吴茱萸汤或理中汤来祛除寒气，缓解疼痛。

温经散寒：经络被寒邪损伤，血液流行不畅，肢体寒冷、疼痛，皮肤暗紫，面部发青，舌头上可见瘀斑。可以选用当归四逆汤散寒温通经脉。

7.和解止痛的方法

和解止痛法，即服用能使表里和解的药物，治疗由半表半里引起的疼痛。有很多和解止痛的方法，如调和肠胃、调和肝脾、和解表里、调和胆胃等。

和解表里：一半表一半里感受寒邪引起，正气和邪气斗争剧烈，表现为往来寒热，胸胁若满，不欲饮食，心烦喜呕，口苦，咽干，此时可以用表里和解法。

调和肝脾：心情不好，抑郁不舒，肝脾不协调，可见两侧胁肋部疼痛，头晕，头痛，眼睛不舒服，一阵冷一阵热，口干，乳房胀痛，此时可以用疏解肝郁的逍遥散解除疼痛。如果热邪能够流转，并且内里的阳气郁而不达，很可能出现手脚冰凉，腹部冷痛，这时可以用疏肝调理脾胃的四逆散治疗。再就是，若胁肋疼痛得很厉害，可以使用柴胡疏肝散，效果很好。如果肝经风木侵犯脾土，就会出现肠鸣腹痛，严重时可出现腹泻，这时就可以用痛泻要方，既能泄肝，也可以补脾。

调和胆胃：如果胆气横逆侵犯胃，就会出现胃的下降功能失常，会引起胸部、胁肋部满、胀、痛，恶心呕吐，胃感觉很满，堵着不舒服，有时候还发热。可以用蒿芩清胆汤，以调和胆和胃。

调和肠胃：肠胃有邪气，寒和热不平衡，腹痛欲吐，胃感觉很硬、有东西堵着，这些症状可以用半夏来缓解。干姜、黄连、黄芩组成的方子可以治寒治热，胃和肠可以协调。感受风寒，自觉心里很热，腹部很凉，觉着有气不顺畅，就会出现腹痛欲吐，可以用黄连汤调寒调热，而且可以让胃正常通降。

8.缓急止痛的方法

这里所说的“缓急”，是消除痉挛、身体柔和的意思。这种方法是运用能够解除痉挛的药物，治疗痉挛性拘急导致的疼痛，主要用的草药有甘草和白芍等。《伤寒论》有一方芍药甘草汤，可以缓急止痛，很常用，能够治疗腹痛，两腿抽筋、不能伸直。有一些方药是芍药甘草汤加减而来，四逆散为枳实、柴胡加芍药甘草汤而成，可以止痛、理气降浊、疏肝和胃，还能治疗胸痛、胁肋部疼痛，肝气犯胃导致的胃痛，治疗腹泻、腹痛等症状。还有芍药汤和黄芩汤等很多方子，都是芍药甘草汤加清热的药物或导滞的药物，以治疗痢疾及肠炎。其主要症状是里热且腹痛。芍药甘草汤可以加减变化成小建中汤，加生姜和桂枝能温中散寒，可以治疗脾胃虚寒性的疼痛症状。临床在给患者治病时，如果患者身体很紧且疼痛，就可以用一些息风养血、活络舒经的药物治疗。

9.通络止痛的方法

通经络可以止痛，主要针对疼得时间很长，已经深入经络的疼痛。活络效灵丹就可以治疗此种疼痛，也可以加地龙、细辛、丝瓜络、橘核、当归等。

10.麻醉止痛的方法

麻醉止痛主要在手术过程中镇痛用，以前常说的麻沸散就是以乌头作为主要药物的止痛方子。

（二）脏腑止痛的常用方法

1.舒肝止痛法

舒肝，就是解除不舒的情绪，使气机顺畅，疏通筋脉到达，通常通过解郁、理气、活血以舒畅肝郁的气机郁滞、血脉瘀阻的一些治疗方法。很多种疼痛都能用此法治疗，有舒肝调气和舒肝活血两种。

舒肝调气的方法，主要治疗头顶部、头两侧胀痛，胸部和胁肋部胀痛，少腹胀痛等。主要用加味乌药汤、柴胡疏肝散、逍遥散等。

舒肝以活血的方法，主要是因为肝经气机郁滞，气机不畅，血液瘀滞，主要症状是胁肋部针扎样刺痛、少腹针扎样刺痛，也有胀痛者，主要用膈下逐瘀汤或疏肝解郁汤治疗。适用于肝气郁结日久而血瘀者，见胁肋刺痛、少腹刺痛或胀痛等。

2.清肝止痛法

清肝就是泻火热，主要是针对肝经，把肝胆的火给降下去的治疗方法。适用于肝经火热引起的头痛、头昏沉、眼睛红、烦闷、阴囊肿痛等症状。主要用丹栀逍遥散治疗。

3.柔肝止痛法

柔肝就是用养血和滋阴的药物补肝，并能够缓解肝脏刚直的特性，常用的方法是柔肝并滋养肝。

滋养柔肝主要治疗肢体震颤、疼痛、自觉伸不开，这些症状主要由肝脏失去柔润的特性导致。芍药甘草汤、滋水清肝饮、一贯煎都可以治疗。

4.温肝止痛法

温肝止痛法就是使用温阳、驱寒的药物治疗疼痛，这些症状是由肝脏受寒引起的。主要有两种方法，即温肝行气、温肝散寒。

温肝散寒主要治疗肝脏被寒邪所伤，病情非常急骤，适用于寒邪伤肝，手脚冰冷，手脚的指甲发青发紫，腹部冷痛，阴囊蜷缩，或者小腿抽筋这些症状。主要的方剂有当归四逆加生姜吴茱萸汤，也可应用当归四逆汤。

温肝行气主要用于肝脏受寒，气机不顺，肝气郁滞，少腹疼痛或者睾丸疼痛。主要用暖肝煎、天台乌药散。

5.清利胆湿止痛法

清利胆湿用于胆经有湿热，要清热、祛湿，以达到止痛目的。主要治疗胁肋部疼痛，因为肝胆出现郁结，湿热郁结在体内，胆汁外流，出现身体发黄的症状。临床最常用茵陈蒿汤治疗。

6.温补肝阳止痛法

温补肝阳用于素体阳气虚弱，风寒侵犯肝脏，以致固定部位疼痛，恶心，口吐涎沫，腹部冷痛，四肢凉，小腿伸不开。主要方剂有吴茱萸木瓜汤、吴茱萸汤。

7.温脾止痛法

温脾止痛法用于温补脾胃的阳气，以治疗虚寒性疾病，消除疼痛。有两种方法，即祛寒温胃、温运脾阳。

祛寒温胃：主要用于治疗阳虚胃寒，胃部喜热喜压，呕吐；或者胃部感受寒邪，出现胀满疼痛，呕吐，喜欢进食热性食物者。主要的方子可以用良附丸和吴茱萸汤等。

温运脾阳：主要治疗脾胃寒冷，腹部胀痛，喜热喜压，腹泻，呕吐，肚子隐痛等症状。代表方包括温脾汤、小建中汤、大建中汤。

8.清胃止痛法

清胃止痛法是指运用清泻胃热的药物以达到止痛目的的一种方法，主要有清泄胃中积热和泻胃两法。

清泄胃中积热：适用于胃中积热证，症见口臭、牙痛、口疮、喜凉畏热；或齿龈红肿而痛，以至溃烂，或口唇腮颊肿痛等，临床以清胃散为代表方。

泻胃：是指运用通里攻下的方药，以泻胃热、下积滞的一种止痛方法。适用于胃热与肠中积滞相结合的腑实证，常出现腹胀满痛、大便秘结等症，临床以三个承气汤为代表方加减应用。

9.治肺止痛法

治肺止痛法是指应用宣肺、清肺、泻肺诸法，以治疗疼痛的一种方法，包括宣肺散寒、宣肺散热、清肺解毒、泻肺诸法。

宣肺散寒：是一种宣通肺气，散其外寒，恢复其肃降功能的治法。适用于寒邪束表、肺失宣降，症见恶寒发热、头身疼痛、咳嗽、胸闷、吐痰清稀等。临床以麻黄汤、荆防败毒散为代表方。

宣肺散热:适用于温邪侵袭,肺卫失宣证,症见恶寒发热、咽痛、流涕、咳嗽等。临床以桑菊饮、银翘散为代表方。

清肺解毒:适用于热毒壅肺证,症见发热、胸痛、咳唾脓血、咽喉肿痛或腮颊肿痛等。临床以千金苇茎汤、普济消毒饮为代表方。

泻肺止痛:是指通过宣泄逐饮,通调水道,以消除和改善痰水壅肺的一种治疗方法,亦有止痛作用。适用于痰水壅肺之胸胁疼痛、喘息气促等症。临床上,一般轻症用葶苈大枣泻肺汤,重症用十枣汤或大陷胸汤。

10.补肾止痛法

此法以补肾强腰药物为主,适用于肾虚之腰背、腿、膝酸痛。常用药物有杜仲、续断、桑寄生、补骨脂、菟丝子、仙灵脾、狗脊、牛膝、胡桃肉等。常用成方有青娥丸、金刚丸等。临证在妇女月经期、胎前、产后、崩漏、带下而见腰酸背痛者,常以补肾强腰药与调经、安胎、固崩、止带等药配合应用。

11.治心止痛法

治心止痛法是通过清心泻火、温补心阳,以达止痛目的的一种方法。

清心泻火止痛法适用于心经积热的口舌糜烂、小便短赤、心烦失眠诸症。临床以牛黄清心丸、清心莲子饮、导赤散为代表方。

温补心阳止痛法是指运用温补心阳的方药来治疗心阳痹阻证。症见心前区憋闷、疼痛、自汗、脉结代,在真心痛中常见此型。临床多以瓜蒌薤白汤加减活血化瘀和益气之品应用。

12.安蛔止痛法与驱蛔止痛法

蛔虫引起的腹痛或胁痛，其治疗原则是先安蛔止痛，不宜驱虫，以免激惹蛔虫乱窜窍道，或缠结成团；待腹不痛时才可驱虫。驱虫之后仍腹痛者，乃余虫未尽之故，仍宜安蛔，不宜连续驱蛔。

安蛔止痛：适用于热证虫痛、寒证虫痛、寒热错杂虫痛。热证虫痛当以连梅安蛔汤以安蛔止痛；寒证虫痛当以理中安蛔汤为主；寒热错杂之虫痛当以乌梅汤为主。蛔厥证者，又宜以缓急止痛的乌梅丸合四逆散、金铃子散为主。

驱虫止痛：适用于腹痛、腹胀、呕吐、便秘、无矢气、腹部攻撑且有虫症，苔薄腻或黄腻者可用通里攻下法，如复方大承气汤。需要说明的是，在驱虫时，必须密切观察病情变化，必要时行外科手术治疗。

以上所举治法与方药，有的属于治标止痛，而更多的是通过祛除病因，改善病理状态以止痛，即治本止痛，亦有标本兼治以止痛，临床上不可不知。

三、常用外治法

(一)针刺止痛法

从丰富的针灸学文献及近代大量的临床实践总结的资料来看，针灸具有良好的镇痛效果，如临床上常见的头痛、胁痛、胃痛、腹痛、腰痛、三叉神经痛、坐骨神经痛、痛经、手术后疼痛等，在使用针刺治疗后，大多能得到良好的止痛效果。针刺麻醉就是在针刺镇痛作用的基础上发展起来的。

实验研究表明，针刺镇痛一是可以提高痛阈，增强疼痛的耐受力，降低痛觉的敏感性；二是有麻醉止痛作用。祖国医学有“脑为元神之府”“气出于脑”“制其神，令其易行”及“通则不痛”

的论述。临床实践证明，针刺可转移或抑制与疼痛有关的“神”的活动。“经气”通畅可以达到镇痛效果，表现在对脏腑功能的调整，对气血津液的调整，增强机体免疫功能三个方面。

针刺止痛疗法是指应用不同的针具，按照一定的方向、角度和深度，施行一定的手法，刺激机体的腧穴或特定的部位，激发经气，调整机体功能，以达到治病和止痛目的的一种方法。针刺止痛疗法有很多，最常用的是运用毫针、三棱针、皮肤针、皮内针、芒针、电针、水针等疗法。

1.毫针止痛法

利用毫针作为针刺工具以镇痛，称毫针止痛法，亦称体针止痛法。毫针止痛法适用于各种急慢性疼痛症，是临床上最常用的一种止痛法。针刺强度可根据患者体质和病情，采用强、中、弱刺激。治疗慢性疼痛可留针 5～15 分钟，并在留针期间每隔 3～5分钟行针一次，以加强刺激，增强疗效。

2.三棱针止痛法

三棱针古称“锋针”，是一种常用的放血治疗工具，即用三棱针刺破患者身体上的一定穴位或浅表血络，放出少量血液治疗疼痛的方法，故又可称放血止痛疗法。刺法分散刺法、泻血法、挑刺法多种，适用于多种疼痛症，一般以实证、热证、瘀血、蛇咬伤所致者效果为好。临证应用时，不可刺得过深，以免出血过多。凡治疗部位都要严密消毒，防止感染。孕妇、体弱及出血者慎用。

3.皮肤针止痛法

皮肤针又称梅花针、七星针，是用 5～7 枚不锈钢针集成一束，或如莲蓬形固定在针柄一端而成。皮肤针止痛法是由我国古代毛刺、扬刺、半刺发展而来的。它以祖国医学辨证施治理论为基础，临床常用于头痛、脊背痛等，有良好的治疗效果。使用皮肤针时，先消毒局部，然后持针柄在叩刺部位反复叩打。根据病情可轻叩，以皮肤潮红为度，或重叩至皮肤微微出血。可循经络穴位和局部叩刺。施治部位皮肤有外伤或溃疡者不宜使用皮肤针止痛法。

4.皮内针止痛法

皮内针止痛法指用特制皮内针刺入皮内，并留置在皮内较长时间的一种止痛方法，亦称埋针止痛法。皮内针是一种用粗细为 30 号、32 号合金丝制成，长 1.5 厘米，针柄极小，约半粒米大的麦粒状皮内针具，也可用合金丝制成揿钉型的皮内针，0.3 厘米毫针也可作为埋针工具。严密消毒皮内针、镊子和埋刺部位皮肤后，可进行针刻，并用胶布固定。热天一般留针 1～2 天，冷天可留针3～7天，留置期间，每隔 4 小时左右用手按压埋针处 1～2 分钟，以加强刺激，增加疗效。皮内针止痛法临床常用于顽固性疼痛，如三叉神经痛、头痛、痛经、痹痛等。所取穴位以不妨碍工作为好。埋针后如局部疼痛加剧，红肿，或有分泌物，应将针取出。若无皮内针，也可用最小的毫针代替使用。

5.电针止痛法

电针止痛法是用毫针针刺腧穴“得气”后，在针柄上通以接近人体生物电的微量电流，以电和针的综合作用，达到止痛目的的疗法。临床上常用于各种疼痛症。应用电针在一定程度上代替了手法用针，并能比较正确地掌握刺激量，便于临床治疗。因此，这种方法已被针刺麻醉广泛采用。电针包括毫针和电针器两部分。电针器的种类很多，可因电源不同而分为直流电针器和交流电针器。根据构造和性能的不同，电针器又分为低频振荡电针器、高频振荡电针器、感应式脉冲电针器、蜂鸣式电针器、电子管电针器、半导体电针器数种。临证操作时，一定要在使用前检查电流输出控制是否正常，千万注意电针刺激过大、折针、断针、弯针、触电和其他意外，故必须按操作步骤进行。

6.水针止痛法

水针又称穴位注射，是选用中西药物注入穴位，将针刺与药物结合以治疗疼痛的一种方法。水针常用 1 毫升、2 毫升、5 毫升、10 毫升及 20 毫升注射器，并安装牙科 5 号针头或一般 7 号针头。使用水针时应根据具体痛症选择有效的主治穴位。选穴要适当，一般以 2～4 穴为宜，并要求尽量选择肌肉较丰满处的穴位，也可选择阿是穴，或呈现结节及索条状阳性反应点处。水针止痛法临床常用于坐骨神经痛、腰腿痛、关节痛等。

7.面针止痛法

面针止痛法指针刺面部特定穴位，以治疗疼痛的一种方法。疼痛选穴时，一是在面部相应区域用一定指力按压，当患者有疼痛感时，即是所选穴位；二是根据疼痛的不同证型，根据经络走行选穴。临床常用于头痛和咽喉肿痛等症。

8.手针止痛法

刺激手穴达到镇痛的方法叫手针止痛法。患者手取自然曲位，用 28～30 号 1.6 厘米毫针，取穴后，紧靠骨膜外面垂直于掌面直刺，以不刺入骨膜为准，深 1～1.6 厘米。一般用捻转、提插强刺激手法，针刺时越痛越有效，不痛则应重刺。手针止痛法临床适用于头痛、胃痛、腰痛、扭挫伤痛等。

9.腕踝针止痛法

腕踝针止痛疗法指针刺腕和踝部的一定刺激点，以治疗人体急性扭挫性疼痛的一种方法。

10.足针止痛法

足与经络、脏腑及阴阳均有密切关系。十二经脉中，足太阳经、足阳明经、足少阳经、足太阴经、足厥阴经、足少阴经均与足有直接关系。因此，刺激足穴可以调整人体全身功能，治疗脏腑病症，这就是足针止痛法。足针止痛法临床上适用于双侧脚、双下肢疼痛和急性腰扭伤等。

11.空针止痛法

空针止痛法指运用带有空注射器的针头刺入一定穴位，徐徐抽出针柄，如此反复数次，以患者局部有针感为度的一种方法，具有止痛作用。空针止痛法临床用于治疗软组织损伤和神经性疼痛、扭伤痛、风湿性腰腿痛、偏头痛、牙痛、慢性胃痛、腹痛等。

治疗前先消毒皮肤，以左手拇指轻压固定反应点皮肤（定位），右手持带有 2 毫升空注射器的针头，将针头垂直刺入反应点，待患者有沉重感后，固定注射器；沉重感大减或消失后，回抽针柄到 1/2 处，重新出现沉重感，再固定注射器；待沉重感再次消失后，回抽针柄，又会出现沉重感；固定注射器，待沉重感消失后即可拔针。

12.指针止痛法

指针止痛法指以指代针治病止痛的一种方法。指针取穴分经络取穴和病变部位取穴。施针时以单指或多指在一定穴位上进行点掐和点叩，每个穴位 2～3 分钟。临床多用于急性扭伤等多种疼痛。

13.耳针止痛法

耳针，是用医用针或其他手段刺激耳郭特定部位（耳穴）以达到防治疾病目的的一种方法。

人体内脏和躯体各部位的病痛，在耳郭的相应部位会出现压痛等变化，刺激这些部位可以止痛。例如，胃脘痛取胃穴，心绞痛取心穴，耳赤肿痛取耳尖穴等。古代传统的耳针疗法有单纯毫针针刺、放血、按摩等。1949 年以后，随着针灸、耳针的普及推广，耳针止痛法又增添了新的内容，如埋针、压丸、电针、磁疗、温针等疗法。

（二）灸法

灸法是以艾绒为主要原料，制成艾炷或艾条，点燃后在腧穴部位或患处烧灼熏烤的一种疗法，具有止痛作用。

灸法之所以能够止痛，一是借助温热作用，二是借助药物作用，通过对腧穴温煦、刺激，温通经脉、调和气血、祛湿散寒、改善脏腑经络和组织器官病变部位所发生的血液循环障碍，使气血运行通畅周流，从而改变病痛处的营养状态，恢复人体正常的生理功能活动，达到止痛目的。

1.艾条灸

艾条灸主要适用于风湿疼痛和腹痛等症，方法有温和灸、雀啄灸、回旋灸等。临床凡实证、热证、阴虚发热，面部、大血管、黏膜附近、孕妇胸腹部和腰骶部，均不宜施灸。

2.温针灸

温针灸是针刺与艾灸结合使用的一种方法，有镇痛作用，尤其适用于痹痛（风寒湿型）。操作时，可按 2 号、3 号、4 号、5 号、

6号毫针灸刺法进行，待针刺得气后，将纯净、细软的艾绒搓团捻裹于针柄上（或将一段2厘米艾条插在针柄上），点燃施灸，使热力沿针身传至穴内，并在针刺部位垫一厚纸片，以防艾火脱落烧伤皮肤。当艾绒燃尽换柱再灸，可连续灸2～5针。施灸完毕，除去艾灰，取走厚纸片，起出毫针，用无菌干棉球压针孔片刻，以防出血。

3.间接灸

有很多常用的间接灸法，包括隔姜灸、隔蒜灸、隔附子灸、隔葱灸、隔胡椒灸、隔苍术灸、隔陈皮灸、隔甘遂灸、隔徐长卿灸、隔核桃树条灸、隔巴豆灸、隔木香饼灸、隔矾灸、隔鸡子灸、隔厚朴灸等。间接灸适用于腹痛、痛经、风寒湿痹痛、跌打损伤、痈疽疼痛、胸痛、脘腹疼痛等症。

4.其他灸法

除以上灸法外，古代文献中还记载了许多其他灸法。有温筒灸治风寒湿痹痛、腹痛之法；有温灸、艾蒸气灸治疗风寒湿痹痛之法；亦有白芥子灸治疗风寒痹痛，斑蝥灸治疗胃痛和关节疼痛，桑枝灸解毒止痛，药锭灸治疗心腹痞块攻痛，药捻灸治疗风痹，电热灸治疗寒湿疼痛、风寒湿痹等。一般而言，灸法治疗多以阴性、寒性疼痛见长。

（三）推拿止痛法

推拿，古称按摩、按跷、揉杌等，是术者运用各种手法作用于患者体表的一定部位或穴位上，以达到治病止痛目的的一种方法。推拿止痛法具有扶正祛邪、散寒止痛、健脾和胃、导滞消积、疏通经络、滑利关节、强筋壮骨等作用。

早在秦汉时期，《黄帝内经》中就有按摩可治痹痛和胃痛等症的记载。《素问》记载："形数惊恐，经络不通，病生于不仁，治之以按摩醪药。"

推拿疗法的止痛原理，主要是通过手法作用于人体特定部位，以调节机体的生理、病理状态，达到镇痛目的。①纠正解剖位置的失常，如关节错位等引起的疼痛。②改变相关的系统机能：某一系统的机能失调，可导致该系统出现病变，如肌肉痉挛性疼痛，可通过手法使有关肌肉系统得到调整，则肌肉痉挛得到解除。③信息调整：近代生理学研究证实，人体的各个脏器都具有特定的生物信息（各脏器的固有频率及生物电等），当脏器发生病变时，有关的生物信息就会发生变化，而脏器生物信息的改变可影响整个系统乃至全身的机能平衡。通过各种刺激或各种能量的传递形式作用于体表的特定部位，产生一定的生物信息，通过信息传递系统输入有关脏器，对失常的生物信息加以调整，可以起到调整病变脏器功能的作用。如在缺血性心绞痛患者的有关腧穴用较轻的按、揉手法治疗，输入调整信息，可起到增加冠状动脉供血量的作用，从而缓解疼痛。

推拿止痛的基本原则包括：①治痛求本，为推拿镇痛的基本原则之一。求本，是指治疗疼痛性疾病要了解疼痛本质，针对最根本的病因、病理进行治疗。②扶正祛邪，补虚泻实。③调整阴阳。④因时、因地、因人制宜。

推拿止痛的适应证一般包括头痛、身痛、胃脘痛、痹痛、跌打损伤痛、腰伤腿疼、关节疼痛等。

推拿止痛的禁忌证包括急性传染病、急性感染性疾病，如丹毒、骨髓炎、化脓性关节炎等。严重心脏病、各种出血性疾病、结核病、肿瘤、脓毒血症、骨折早期（包括颈椎骨折损伤）、截瘫初期、烫伤、皮肤破损及溃疡性皮炎应慎用局部推拿、摇颈法。

推拿止痛法，临床上一般包括以下几种：

1.摇法

摇法属推拿运动类手法之一。《推拿捷径》曰："摇者，活动之谓也。"操作时，要根据不同关节选用恰当的体位。摇的动作要稳妥，力量由轻渐重，幅度由小到大，速度由慢渐快，应在生理活动允许的范围内进行。摇法可分为旋转摇法、左右摇法和屈伸摇法等，常与拔伸法综合应用。摇法具有舒筋活血止痛、滑利关节、松解粘连、增强关节活动度等作用。摇法适用于以关节酸痛不适为主的功能性疾病和关节部位的痉挛痛、粘连痛、僵直痛等活动障碍性疾病。

2.点按章门法

该法是医者以双手拇指着力于左右章门，施以点按的一种手法。章门穴位于锁骨中线上，当于第6肋间隙取穴。该穴是厥阴经穴，肝之募穴，又是足厥阴、足太阳、阴维脉的交会穴。点按章门穴能起到舒肝和胃、理气止痛、消积导滞、疏通经络、调节脏腑的作用。临床多用于治疗脘腹胀痛、胸胁胀痛和肝气窜痛等症。

3.分法

医者用双手的指面、掌面，由选定的部位或经穴向两侧分推，称为分法，属推拿摩擦类手法之一。《保赤推拿法》说："分者，医以两手之指，由经穴划向两边也。"该法实为推法之一种，故又称为分推法。分法有轻重之分。轻者手法较缓和，宜轻宜慢，刺激较浅，仅在表皮操作，适用于小儿。重者手法深沉快速，刺激较深，多透达肌肉和筋骨组织深层，适用于成年患者。本法有调和气血、通经活络、理气止痛、开胸顺气等作用，临床多用于腰背疼痛、头痛、软组织损伤疼痛、肌肉酸痛和腰肌劳损等症。

4.合法

医者用双手的指或掌，由选定的部位或经穴两侧向里合拢，称为合法，又称和法，具有止痛作用，属推拿摩擦类手法之一。《保赤推拿法》说："和者，医以两手之指，由儿两处经穴，合于中间一处也。"其操作方法是，以双手(指)掌对称且持续均匀地同时运动。开始操作时手法宜轻，以后逐渐增加力量至合拢，具有舒通筋络、补气活血、宽胸理气、调和脾胃等作用。临床分指合法和掌合法，适用于关节冷痛、肌肉酸痛、胸胁挫伤疼痛等症。施术时要注意用力轻重适中，做完后，以局部微胀、温热为度，不可蛮力乱合，以免造成皮肤损伤。

5.伸法

医者用双手对所治关节施以牵、托手法，使关节做被动性的伸展活动，称为伸法，又称引伸法、伸直法。此法是伤科按摩和正骨按摩流派的重要手法内容。伸法有通经活络、滑利关节、解痉止痛、剥离粘连、顺理肌筋等作用。关节周围粘连疼痛、腰扭伤疼痛、关节扭挫伤疼痛都可应用伸法。

6.屈法

医者用双手分别拿住施治关节部位的近端和远端，用力按压，使关节做被动性的屈曲活动，称为屈法，又称折法。此法是伤科按摩和正骨按摩流派的一种基本手法，有舒筋活络、滑利关节、缓解痉挛、剥离粘连、整复错位等作用。屈法在临床上多用于关节扭伤、关节粘连、急性腰扭伤等疼痛。操作时应根据各关节生理屈曲范围和受限程度，决定屈曲幅度，施力方向、角度以及用力大小，杜绝蛮力屈压，以免引起意外损伤。

7.运法

医者运用拇指或其他四指贴附在一定部位或经穴上，由此往彼做弧形或环形的移动运行，称为运法，属推拿摩擦类手法之一。《厘正按摩要求》说："运则行之，谓四面旋转环绕而运动之也。"运法是由摩擦类手法演变而来的一种手法，较摩法、推法、揉法用力为轻，仅在表皮上轻轻摩擦而行，不带动深层组织，且较旋推法幅度大。运法通过调和气血、舒筋活络、解痉、开胸顺气达到镇痛目的，临床多用于感冒头痛、肌肉酸痛、胸闷痛等症。

8.拧法

医者用手指捏住施治部位皮肤，反复进行扭转拧动，称为拧法，属推拿挤压手法之一。拧法通过祛风散寒、发汗解表、引邪外出等作用达到止痛目的，临床多用于风寒感冒之头痛等症。

9.拨法

医者用拇指或其他手指的指端力深按于患者的肌肉、肌腱、经穴上，做来回拨动，称为拨法，又称拨活法、分筋法、指拨法，属推拿挤压类手法之一。拨法常与弹、提、拧、按、揉等手法结合，组成弹拨法、提拨法、拧拨法等复合手法；通过舒筋活络，行气活血，解除组织粘连等作用达到镇痛目的。拨法临床常用于落枕、颈椎病、肩周炎、腰肌劳损等引起的疼痛与不适。

10.刮法

医者将指、掌、拳等部位紧贴于施治部位上，做快速单方向直线刮行运动，称为刮法，属推拿摩擦类手法之一。使用刮法时需着力均匀，节奏轻快，被刮部位皮肤以出现紫红色为度。刮法通过舒筋活络、松解粘连、祛风散寒、消热解暑、发痧透疹等作用达到镇痛效果，常用于风寒感冒、头痛、脊背紧沉、项背强痛和落枕等。

11.扳法

医者用双手协同，用力做方向相反或相同的扳动动作，使施治关节被动在正常生理活动范围内得以伸展，称为扳法，属推拿运动类手法之一。扳法通过舒筋活络、滑利关节、松解粘连、解痉、整复错位等作用达到镇痛效果，常用于治疗落枕、颈椎病、肩周炎、各种软组织损伤等引起的疼痛。

12.梳法

医者用手指或拳在患者体表一定部位上来回梳动，形如梳头，称为梳法，属推拿摩擦类手法之一。梳法有温通经络、理经顺络、疏通气血、疏肝理气、解郁除烦等作用，常用于治疗头痛、胸胁疼痛、肋间神经痛等症。

13.振法

医者用指、掌按压在患者体表一定部位或经穴上，做持续不断的快速震颤运动，称为振法，属推拿振动类手法之一。临床施术可单纯以力施振，也可用内功以气施振，无论施力施气，都可使施术部位随之发生震颤，使力透达组织深处。振法通过疏通经络、祛瘀活血、行气、调和气血、消积导滞等作用产生镇痛效果。振法临床上分指振法和振动法两种，适用于治疗头痛、胃痉挛、肩颈疼痛综合征、胸胁轻度挫伤疼痛等症。

14.抓法

医者将五指分开，满把抓起施治部位肌肤，然后放松，如此一抓一放，称为抓法，属推拿挤压类手法之一。抓法有通经活络、解痉止痛作用，常用于头痛、胃肠痉挛、肩背酸痛、四肢关节痛和痛经等症。

15.握法

医者将全掌贴附于应取部位上，做来回往返握取运动，称握法，属推拿挤压类手法之一。握法有舒理筋脉、行气活血、解痉止痛等功效，常用于头痛和各种软组织损伤性疼痛。

16.挤法

医者用双手掌或手指相对着力，对称用力，自两侧向中间进行挤压，称为挤法，属于推拿挤压类手法之一。挤法有舒筋活络，消瘀散结，解痉止痛，整复错位等作用，常用于头痛、肩痛及各种软组织损伤性疼痛。

17.打法

医者用指、掌、拳等部位着力于体表一定部位上，做有节律的击打运动，称为打法，属推拿叩击类手法之一。打法临床常与拍法、叩法、击法、振法等手法联合应用，有松弛筋脉、行气活血以止痛的作用，多用于肩、背、腰、臀、大腿等处的肌肉酸痛和风湿痹痛等症。

18.叩法

医者以五指并拢微曲，着力于施治部位，叩而击之，称为叩法或叩击法；通过活血散瘀，舒筋活络，调和气血作用产生镇痛效果。叩法多适用于肩、背、腰、臀等部位疼痛，如风湿痹痛、腰腿疼痛等。

19.擦法

医者以手指指面或手掌着力于施治部位上，做急速、轻快的往返摩擦，适用于颈、肩、背、腰、腹、四肢等部位的不适与疼痛，如风寒湿痹痛、头痛、痛经和软组织损伤性疼痛等。

20.抖法

医者用双手或单手握住患肢远端，轻轻用力做小幅度的上下连续颤动，称为抖法，属推拿类振动手法之一。该法具有疏通经络、滑利关节的作用，用于四肢肌肉、关节的粘连或功能性障碍疾病为多，如腰腿疼痛、急性腰扭伤等。

21.滚法

医者用手背着力于患者的施治部位，通过腕关节的屈伸、外旋内收运动，带动手背做连续往返滚动，称为滚法，属推拿类摆动手法之一。本法通过祛风散寒、疏通经络、调和气血、解痉松弛、滑利关节、消除肌肉疲劳等作用达到镇痛目的。操作分指直背滚法和拳滚法，用于风湿痹痛、关节扭伤痛、肌痉挛、颈椎病和落枕等症。

22.搓法

医者将双手掌置于施治部位两侧，相对用力做方向相反的来回快速递揉，同时做上下往返缓慢的移动；或以手指在一定部位、经穴上搓动，称为搓法。该法有舒通筋络、调和气血、解痉止痛、松弛肌肉等作用，常用于软组织损伤、肌肉拘紧引起的疼痛和胸胁疼痛、痹痛等症。

23.揉法

医者将指、掌、肘等部位吸定于患者某一部位或穴位上，做轻柔缓和的环旋运动，称为揉法。揉法具有舒筋通络、活血化瘀、消肿止痛、宽胸理气和消积导滞等作用，常用于头痛、胃肠痉挛、脘腹胀痛、胸胁闷痛、肌肉挛急、风寒湿痹痛等。

24.捏法

医者用单手或双手的手指捏住施治部位，做一合一张的挤捏推进，称为捏法。捏法具有舒筋活络、解痉止痛、疏风清热、健脾胃、消积导滞等作用，适用于感冒头痛、肌肉痉挛疼痛、肌肉损伤和劳损疼痛等症。

25.推法

医者将指、掌或肘等部位着力于患者体表的施治部位、穴位或经络循环路线上，做单方向的直线或弧线推动，谓之推法，属推拿摩擦类手法之一。推法在临床按着力部位可分为指推法、掌推法、拳推法、肘推法等。按操作形式可分为直推法、旋推法、分推法，具有疏通经络、消瘀散结、缓痉镇痛、调和气血、理气消积、清脑安神等作用，常用于感冒、头痛、胸胁痛、脘腹痛、失眠、腰肌劳损、风湿痹痛、闪腰岔气、跌打损伤和落枕等症。

26.摩法

医者将手指指面或手掌面附在患者体表的施治部位或穴位上，做环形而有规律的抚摩运动，称为摩法。摩法具有解痉止痛、理气和中、消积导滞、活血散瘀功效，适用于感冒、头痛、食积胀痛、胃肠痉挛、软组织扭挫伤、局部肿胀疼痛等。本法不适用于肿瘤患者。

27.点法

医者将手指尖或关节突出部位点按在经络穴位上，谓之点法，具有舒筋活络、行气活血、消肿止痛作用。点法常用于头痛、头胀、腹胀气痛、关节损伤疼痛等症，临床上常用点揉太阳穴法治疗头痛、目赤肿痛、牙痛、三叉神经痛和肩背痛等。又如点按百会穴可治疗头痛，点按天宗穴可治疗肩胛部酸痛、肘臂后外侧疼痛、颊颈疼痛、肩背部疲劳性酸痛、乳痛等。

28.拭法

医者用双手掌摩擦施治部位，谓之拭法，属于摩擦类手法之一，具有疏通气血、温经散寒、消肿除胀、解痉止痛、活血通络等作用。拭法多用于颈部疼痛、慢性腰腿痛、坐骨神经痛等症。

29.按法

按法属于推拿挤压类手法之一。医者将指、掌、肘等部位着力于患者体表的某一部位或穴位上，逐渐用力下压，并持续一定时间，称为按法。按法具有调气血、疏通经络、解痉止痛等作用，常用于头痛、牙痛、胃肠痉挛、腰背疼痛、痛经等症。

30.捻法

医者用拇指和食指捏住施治部位，相对用力做对称性的往返捻动，如捻线状，称为捻法，属推拿挤压类手法之一。捻法有舒筋活络、疏通气血、散瘀化结、滑利关节等作用，临床常用于指、趾、关节扭伤及瘀血肿痛，屈伸不利，颈肩疼痛，腰背肌肤挛急和伤口疤痕疼痛等症。

31.揪法

医者用手指揪挟施治部位，以局部呈紫红色或潮红色为度，谓之揪法，属推拿挤压类手法之一。揪法具有祛风散寒、解痉止痛、疏通皮部、引热外出的作用，常用于头痛、咽喉肿痛、肩背酸痛等。

32.理法

医者用一手或双手指着力于施治部位，沿经络循行或沿肌肉纤维走行方向推进，谓之理法，属推拿挤压类手法之一。理法具有调气和血、舒理肌筋、祛风散寒、活血止痛、温通经络等作用，常用于治疗软组织损伤疼痛、肢体麻痹性疼痛、急性乳腺炎和乳腺增生等症。

33.切法

医者用拇指端指甲切按穴位或施治部位，谓之切法，具有疏风散寒、活血散瘀、行气止痛等作用，常用于肌筋损伤、风湿痹痛、腰腿疼痛等。

34.其他推拿法

除以上介绍的手法外，还有啄法、捏脊法、扯法、迭法、弹拨法、旋转法、牵抖法、曲板法、戳法、劈法、晃法、贯法、提法、背法、绰法、抄法、捋法、捶法、扭法、抱法等八十余种推拿法。尽管手法不一，但均具有不同程度的镇痛作用，也适用于不同的痛症。

（四）拔罐法

拔罐法又称吸筒法，最早见于晋代葛洪的《肘后备急方》，因以牛角制罐，故又称角法。它是以杯罐作为工具，吸附于身体的一定部位，使局部产生瘀血，从而达到治病止痛目的的一种方法。

拔罐止痛的作用机制有三，一是机械作用，二是温热作用，三是药物作用。三种作用综合，达到温通经络、祛湿逐寒、行气活血、止痛消肿等目的。

临床上，拔罐止痛法常用于风湿痛、肌肉痛、腹痛、胃痛、头痛、痛经、目赤肿痛、跌仆瘀血、毒蛇咬伤等症。常见的拔罐法有拔火罐法、穴位负压吸引法和经络导平法多种。拔火罐法适用于风湿痹痛、肩背痛、腰腿痛、胃脘痛。刺血拔罐法适用于急性腰扭伤有瘀血者。穴位负压吸引法适用范围基本上等同拔火罐法，对肠痉挛疼痛、腰背四肢关节酸痛、痛经等疗效显著。

经络导平治疗法是将针灸、推拿和现代理疗电子技术相结合，按中医阴阳平衡治疗原理，采取向体表穴位施加高压、超低频率、单向矩形脉冲电流来治疗疼痛的一种方法，简称“导平”。它具有止血镇痛、活血化瘀等功能，适用于痹痛、腰伤腿痛、各种顽固性神经痛及面神经痛等。

（五）外敷法

1.热熨疗法

热熨疗法为中医外治法之一，是将中草药或其他传热物体加热后，用布包好，放置于患者体表特定部位，做往返或旋转移动而进行治疗的一种方法。热熨疗法是通过特定部位皮肤受热或借助热力逼药气进入体内，促其腠理疏通，经血调和，气血运行，起到舒筋活络、行气消瘀、散寒祛邪、消肿止痛等作用。热熨疗法的临床适用范围十分广泛，可用于头痛、咽喉肿痛、胃痛、疝气痛及痛经等症。

热熨疗法可分为砖熨、盐熨、沙熨、壶熨、药熨等多种方法，高热、急性炎症、肿瘤、局部皮肤溃疡、急性出血性疾病以及孕妇的腹部和腰骶部均忌用。

2.热敷疗法

热敷疗法是将一发热的物体置于患病部位或特定部位，使局部毛细血管扩张，血液循环加速，局部肌肉松弛，以消肿、驱寒、减轻疼痛的一种方法。该法历史悠久，《史记·扁鹊仓公列传》《肘后备急方》《丹溪心法》《外科大成》《医宗金鉴》等都有对此疗法的记载。此法操作简便易行，收效迅速，故一直沿用至今。

热敷疗法可分为水热敷法、醋热敷法、姜热敷法、葱热敷法、沙热敷法、砖热敷法等，主要用于寒性腰腿痛及痛经等。

3.冷敷疗法

冷敷疗法是将冰冷的物体放置在人体的某个部位，使局部毛细血管收缩，通过散热、降温、止血、防止肿胀，起到镇痛作用。

本法在马王堆出土的《五十二病方》中就有记载，唐代孙思邈也利用“井底泥敷之”以治蝎毒。后由李时珍继承发展了冷敷疗法。冷敷疗法现主要用于带状疱疹、外伤出血、高热、中暑、手术后等所见疼痛症。临床上，一般炎症后期、局部明显水肿、角膜炎、心前区等部位不宜做冷敷治疗。

4.敷脐疗法

该法简称“脐方”，是将药物敷于脐眼或脐部，以治疗疾病的一种外治法。由于脐与诸经相通，能使经气循环并交通于五脏六腑、四肢百骸、五官九窍、皮肉筋膜，药物得以循经直趋病所，从而可起到祛除病邪，促进机体康复的作用。根据不同的药物种类，敷脐疗法主要用于治疗心绞痛、痛经等。

5.贴药疗法

贴药是将药物贴敷于患者体表或穴位上的一种方法。其剂型有膏贴、饼贴、叶贴、皮贴、衣贴、药膜贴等。现临床使用的多为膏贴，因膏药具有黏性，贴在患处能固定位置，这样，依赖药物的作用，便可起到活血化瘀、消肿止痛的作用。贴药疗法适用于胸痹、偏正头痛、腰腿痛、风湿痹痛等症。

（六）熏法

1.熏洗疗法

熏洗疗法为利用药物煎汤的热气熏蒸患处，待温度适宜后以药液淋洗局部的一种治疗方法。

本法在《五十二病方》《金匮要略》《千金翼方》《外台秘要》中

都有记载，能促进机体的新陈代谢，祛邪而不伤正气，是内病外治、由表透里、通经活络、发汗而不伤营卫的一种疗法。其主要机制是借助药物效应和物理温热作用，通过皮肤黏膜作用于机体，促进腠理疏通、脉络调和、气血流畅。熏洗疗法主要用于风湿痹痛、痛经等症。

2.熏蒸疗法

熏蒸疗法又称汽浴疗法，是利用药物加水煮沸后产生的蒸气熏蒸患处，以治疗疾病的一种方法，亦有止痛效果。马王堆汉墓出土的《五十二病方》已有韭和酒煮沸，以其热气熏蒸治疗伤科疾病的记载。《黄帝内经》记录了用椒、姜、桂和酒煮熏蒸治疗关节疼痛、屈伸不利等症。《伤科补要》则更为详细地记载了熏蒸疗法的具体方法。熏蒸疗法通过热、药的双重作用取效，热能舒松腠理、开发汗孔、活血通络、松弛痉挛，药能对症治疗、疗病除疾，两者配合应用，易收到镇痛作用。熏蒸疗法常用于颈部软组织疼痛、肩关节周围痛、急性腰扭伤、腰肌劳损、风湿关节炎、类风湿关节炎等。

（七）药棒疗法

该法是用特制的木棒蘸上配好的药液，在人体适当的穴位上叩击，使拘急之经脉柔润，闭阻之经脉畅通，从而起到治疗作用的一种方法。

药棒疗法起源较早，《医宗金鉴·正骨心法·外治法》就有记载，民间亦有“神棒”“魔棒”“打棒子”等称谓。其操作方法有点叩、平叩、横叩、混合叩之分，并根据不同病情予以重叩、快叩、轻叩、慢叩等。本法主要用于类风湿性关节炎、风湿性关节炎、外伤性疼痛等。

(八)磁穴疗法

该法是应用磁场作用于人体穴位以治疗疾病的一种方法。磁穴疗法起源较早,春秋战国时期就有用磁石治疗疾病的记载。李时珍在《本草纲目》中详细记述了磁石的性质、功能及内服外用治疗多种病症之方法。随着磁生物学的发展,我国医务工作者在传统磁疗的基础进行研究、提高,研发了当今的磁穴疗法。磁穴疗法可分为敷磁法、旋磁法、电磁法、综合法四种,具有调和气血、疏通经络的作用。磁穴疗法临床常用于止痛、消瘀等,如治疗血管神经性头痛、肝区痛、扭挫伤痛、挤压伤痛、足跟痛、带状疱疹痛及痛经等症。

(九)穴位埋线疗法

该法是将羊肠线埋入穴位,利用羊肠线对穴位的持续刺激来治疗病痛的一种方法,是人们在长期临床实践中按经络原理发展起来的一种疗法。羊肠线刺激穴位后,体内合成代谢升高,分解代谢降低,肌蛋白、糖类合成增高,乳酸、肌酸分解降低,从而提高了机体的营养与代谢。羊肠线的刺激作用还能提高免疫力,并能改善血液循环,临床常用于胃痛、腰腿痛等症。

(十)割治疗法

在人体的某些部位或穴位上,按常规外科手术进行消毒,然后切开皮肤,摘除少量皮下组织,并在切口周围进行一定的机械刺激,或只在皮肤上划割,便可以治疗疼痛,这种方法称为割治疗法。它是在古代砭刺、放血的基础上发展而来的,临床主要适用于胃脘痛、坐骨神经痛、腰痛等症。

(十一)清洁疗法

用清热解毒或收敛的中草药,煎水外洗患处,以达到消毒止痛目的的方法，称为清洁疗法。例如，用如意花叶煎水或板蓝根煎水以清洁外耳或耳道的脓液；又如用蜂房汤含漱，治龋齿牙痛等。

（程琳　梁军阳　张国峰）

参考文献

[1]胡志俊,张宏.疼痛的康复治疗[M].北京:中国中医药出版社,2018.

[2]杨俏田,冯玉春,孟学仁.中医疼痛治疗学[M].太原:山西科学技术出版社,1999.

[3]韦绪性.中西医临床疼痛学[M].北京:中国中医药出版社,1996.

[4]崔敏,刘爱军,王国辉,等.全国名老中医韦绪性辨治疼痛病精要[M].北京:中国中医药出版社,2016.

[5]刘方铭.中医疼痛学顶层设计草案初探[C]//山东针灸学会.山东针灸学会第四届全员代表大会暨山东针灸学会第十届学术年会论文集,2018:59-62.

[6]张金生.简说中医经络与筋骨疼痛原因[C]//中国管理科学研究院商学院.中国管理科学研究院商学院管理创新成果汇编(一),2020:78-81.

[7]秦秋.中医治疗疼痛有作为[N].中国中医药报,2010-12-17(001).

[8]徐亚静.中医经筋理论开辟疼痛治疗新途径[N].中国医

药报,2010-04-20(B05).

[9]芦殿香,芦殿荣,刘莹莹,等.足三里、内关针灸治疗癌性疼痛的中医基础理论及当代研究概况[J].世界中西医结合杂志,2017,12(5):593-597+627.

[10]赵禧,施国善,杨舒雯,等.基于"久痛入络"理论探讨神经病理性疼痛的中医诊疗思路[J].中国实验方剂学杂志,2023,29(13):197-202.

[11]汤心语,闫泽昊,夏子涵,等.内关改善膝骨关节炎疼痛程度的中医理论基础浅析[J].中国民间疗法,2023,31(3):1-4.

中医疼痛

临床篇

第一章　头　痛

头痛是指人体头部一切疼痛感觉的统称，由于外感与内伤，致使脉络拘急或失养，清窍不利所引起的以头部疼痛为主要临床特征的疾病。

从西医学角度来讲，头痛主要分为以下几类：

一、偏头痛

偏头痛是一种血管性头痛，又称原发性血管性头痛，是一种间断性反复发作的、以一侧头痛为主的搏动性头痛疾病。偏头痛呈周期性发作，可伴有视觉、感觉、运动、情绪紊乱及胃肠道等自主神经症状，常有遗传性家族史。偏头痛可见于任何年龄，尤以青春期起病较多，女性的发生率高。本病常由疲劳、情绪紧张诱发，饮酒、吸烟可加重。

二、紧张性头痛

紧张性头痛是由多种精神因素所致的持久性头部肌肉收缩性头痛，又称肌收缩性头痛、应激性头痛、特发性头痛或心因性头痛。本病为临床上常见的头痛，许多流行病学调查结果显示，紧张性头痛的发病率高于或近似于偏头痛。紧张性头痛发病无显著性别差异，一般以30岁左右发病较多，起病缓慢，患者记不清具体发病时间。

三、丛集性头痛

本病又名群发性头痛、组胺性头痛、睫状神经痛、周期性偏头痛性神经痛、血管麻痹性偏头痛、头部红斑性疼痛、交感性偏侧脑血管扩张综合征等。丛集性头痛是一连串的密集头痛发作，每日发作一次或数次，持续数分钟，往往连续集中于一周内，间歇期达数周至数年。疼痛多为剧烈灼痛，患者常夜中痛醒，伴随症状有流泪、结膜充血、鼻塞、流涕等，饮酒及用组胺可加重发作，用麦角胺可缓解。

四、外伤后头痛

有两种外伤后头痛的解释，广义的概念是机体外伤所致头痛都属外伤后头痛，但狭义的概念仅指头面部外伤后的头痛。国际头痛学会采用后种说法。外伤后头痛分为急性和慢性，急性外伤后头痛指头痛发生在外伤后十四天内，持续时间在两个月内，慢性外伤后头痛指头痛持续时间在两个月以上者。

五、癫痫性头痛与头痛性癫痫

(1)癫痫性头痛是由癫痫发作引起的头痛。发生在癫痫发作前的头痛叫癫痫先兆头痛，发生在癫痫发作后的头痛叫癫痫后头痛。多数研究者认为癫痫性头痛主要是由于脑血液循环、代谢及颅内压变化引起的疼痛。

(2)头痛性癫痫是以反复发作性头痛为主要临床表现的特殊类型癫痫，是间脑癫痫的一种类型，研究者认为其与间脑特别是视丘、视丘下部的异常放电有关。

六、枕神经痛

枕神经痛指枕区和上颈部的疼痛，是枕大神经痛、枕小神经痛和耳大神经痛的总称。

七、低颅压性头痛

低颅压性头痛又名低颅内压头痛综合征，是指由各种原因引起的颅内压力降低，成人侧卧位腰穿压力低于 70 mmHg (1 mmHg≈0.133 kPa)，由此引起的随体位变化的头痛、呕吐、颈强直等系列临床表现。

以上各类型头痛均可参考本章辨证论治。

【病因病机】

(1)感受外邪：多因起居不慎，感受风、寒、湿、热等外邪上犯于头，清阳之气受阻，气血不畅，阻遏络道而发为头痛。

(2)五志过极：长期精神紧张、忧郁，肝气郁结，肝失疏泄，络脉失于条达而拘急，从而头痛；或平素性情暴逆，恼怒太过，气郁化火，日久肝阴被耗，肝阳上亢而头痛。

(3)饮食不节：嗜食肥甘厚味，暴饮暴食，或劳伤脾胃，以致脾阳不振，痰湿内生，清窍为痰湿所蒙；或痰瘀痹阻脑脉，气血不畅，致脑失清阳、精血之充，脉络失养而痛。

(4)内伤不足：先天禀赋不足，或劳欲伤肾，或年老气血衰败，或久病不愈，营血亏损，致气血不能上营于脑，髓海不充则可致头痛。

(5)外伤：外伤跌扑，致络脉瘀阻，脉络失养而头痛。

头为神明之府，五脏六腑之精华气血皆能上注于头。故头与五脏六腑之阴精、阳气密切相关，凡能影响脏腑之精血、阳气的因素皆可成为头痛的病因，归纳起来不外乎外感与内伤两类。其病位虽在头，但与肝、脾、肾密切相关。风、火、痰、瘀、虚为致病之主要因素。邪阻脉络，清窍不利；精血不足，脑失所养，为头痛之基本病机。

【临床表现】

患者自觉头部包括前额、额颞、顶枕等部位疼痛，为本病的证候特征。

头痛按经络循行可以分为太阳头痛、阳明头痛、少阳头痛、太阴头痛、厥阴头痛、少阴头痛等。正如《冷庐医话·头痛》云："头痛属太阳者，自脑后上至巅顶，其病连项；属阳明者，上连目珠，痛在额前；属少阳者，上至两角，痛在头角。以太阳经行身之后，阳明经行身之前，少阳经行身之侧。厥阴之脉会于巅顶，故头痛在巅顶。"

按头痛的性质，头痛有掣痛、跳痛、灼痛、胀痛、重痛、头痛如裂、空痛、隐痛或昏痛等。

按发病方式，头痛有突然发作，有缓慢而病。按疼痛时间，头痛有持续疼痛，痛无休止；有痛势绵绵，时作时止。

【诊断】

(1)以头痛为主症，表现为前额、额颞、巅顶、顶枕部，甚至全头部疼痛。

(2)有外感、外伤、内伤引起头痛的因素，或有反复发作的病史。

(3)检查血常规，测血压，必要时做脑脊液、脑血流图、脑电图检查，有条件时做经颅多普勒、颅脑CT和MRI检查，有助于排除器质性疾病，明确诊断。

【辨证要点】

(1)辨外感与内伤:①外感头痛:多发病较急,痛势较剧,疼痛性质多为掣痛、跳痛、胀痛、重痛、痛无休止,每因外邪所致。②内伤头痛:多起病缓慢,痛势较缓,疼痛性质多为隐痛、空痛、昏痛、痛势悠悠,遇劳则剧,时作时止。

(2)辨疼痛性质:辨疼痛性质有助于分析病因。

掣痛、跳痛多为阳亢、火热所致;重痛多因痰湿;冷感而刺痛,为寒厥;刺痛,痛处固定,常为瘀血;痛而胀者,多为阳亢;隐痛绵绵或空痛者,多精血亏虚;痛而昏晕者,多气血不足。

(3)辨疼痛部位:辨疼痛部位有助于分析病因及脏腑经络。

一般来说,气血、肝肾阴虚者多全头作痛;阳亢者痛在枕部,多连颈肌;寒厥者痛在巅顶;肝火上炎者痛在两颞。就经络而言,头的前部为阳明经,后部为太阳经,两侧为少阳经,巅顶为厥阴经。

(4)辨诱发因素:因劳倦而发,多为内伤,气血阴精不足;因气候变化而发,常为寒湿所致;因情志波动而加重,与肝火有关;因饮酒或暴食而加重,多为阳亢;外伤之后而痛,应属瘀血。

【治疗原则】

头痛的治疗"须分内外虚实"(《医碥·头痛》)。外感所致头痛属实,治疗当以祛邪活络为主,视其邪气性质之不同,分别采用祛风、散寒、化湿、清热等法。外感以风为主,故强调风药的使用。

内伤所致多虚,治疗以补虚为要,视其所虚,分别采用益气升清、滋阴养血、益肾填精的方法。若因风阳上亢,则治以息风潜阳;因痰瘀阻络又当以化痰活血为法。若虚实夹杂,则扶正祛邪并举。

【分证论治】

一、西医治疗

(一)偏头痛

(1)抗炎镇痛药:主要使用非甾体抗炎药,如吲哚美辛、阿司匹林、布洛芬、塞来西布等。

(2)5-羟色胺受体激动剂:舒马普坦。

(3)血管收缩剂:麦角胺制剂。

(4)钙通道阻滞剂:氟桂利嗪。

(5)星状神经节阻滞。

(二)紧张性头痛

(1)抗炎镇痛药:主要使用非甾体抗炎药,如吲哚美辛、阿司匹林、布洛芬、塞来西布等。

(2)抗焦虑药:地西泮。

(3)镇静剂:苯巴比妥、安酮、盐酸氯丙嗪。

(4)抗抑郁剂:有抑郁情绪的患者可用三环类抗抑郁剂。常用的抗抑郁剂为丙咪嗪、阿米替林、盐酸多塞平、氯哌三唑酮。

(5)肌松弛剂:盐酸乙哌立松。

(6)封闭治疗:用普鲁卡因、强的松龙混合液局部或痛点注射。

(7)星状神经节阻滞。

(三)从集性头痛

(1)抗炎镇痛药:主要使用非甾体抗炎药,如吲哚美辛、阿司匹林、布洛芬、塞来西布等。

(2)碳酸锂:多用于丛集性头痛的慢性期或间歇期。

(3)吸氧:吸氧或高压氧可终止丛集性头痛发作。

(四)外伤后头痛

(1)抗炎镇痛药:主要使用非甾体抗炎药,如吲哚美辛、阿司匹林、布洛芬、塞来西布等。对以精神因素为主因和有兴奋症状的患者,可同时应用镇静剂,如奋乃静、地西泮、盐酸氯丙嗪等。

(2)调节和改善神经功能药:如谷维素。

(3)星状神经节阻滞。

(4)封闭治疗:用普鲁卡因、强的松龙混合液进行痛点注射。

(五)癫痫性头痛与头痛性癫痫

(1)首先要采取措施防止癫痫发作,其次可给予镇静、止痛剂与降颅内压药物,如地西泮 20%甘露醇 250 mL 静注,呋塞米(速尿)20 mg 肌注或静注,氢氯噻嗪、螺内酯口服等。

(2)抗癫痫药物:苯妥英钠、卡马西平、丙戊酸钠。

(六)枕神经痛

(1)一般治疗:局部热敷,避免头部剧烈运动,减少枕部刺激。严重者可服用镇静药物,如地西泮。

(2)封闭疗法:局部封闭常可立竿见影,常选用风池穴(枕骨粗隆与乳突连线的内 1/3 处)。

(3)镇痛药物:布洛芬、塞来昔布、卡马西平、苯妥英钠等。

(4)神经营养药:大量维生素 B 族,尤其是维生素 B_{12}。

(5)激素:有减轻神经水肿及止痛作用,常用地塞米松或强的松。

(七)低颅压性头痛

(1)对症治疗:卧床休息,头低脚高位,床脚抬高 20°～30°,

以改善脑脊液的循环而有助于脑脊液压力的上升。对头痛较重，烦躁不安者，可酌情选用镇静止痛药。

(2)病因治疗：本病是由多种病因导致的临床综合征，均应首先查清每一患者的病因，然后进行去除病因的治疗。

(3)补水疗法：①多饮水，最好是生理盐水，每日 3000～4000 mL；②静滴生理盐水或 5%葡萄糖盐水，每日 100 mL 左右，连用 5～7 天。

(4)封闭疗法：颈交感神经封闭法。

(5)刺激疗法：①5% CO_2 气体吸入，可使脑血管扩张，增加脑血流量；②椎管内缓慢注入生理盐水 20～40 mL，或注入氧气 15～30 mL，可促使脑脊液分泌增加。

二、中医中药治疗

(一)中医药辨证治疗

1.外感头痛

(1)风寒证

症状：头痛起病较急，其痛如破，痛连项背，恶风畏寒，口不渴，苔薄白，脉多浮紧。

治法：疏风散寒。

方药：川芎茶调散(川芎、薄荷、荆芥、细辛、防风、羌活、白芷、甘草)。

若鼻塞流清涕，加苍耳、辛夷以散寒通窍。项背强痛，加葛根以疏风解肌。呕恶苔腻，加藿香、半夏以和胃降逆。巅顶痛，加藁本以祛风止痛。若巅顶痛甚，干呕，吐涎，甚则四肢厥冷，苔白，脉弦，为寒犯厥阴，治当温散厥阴寒邪，方用吴茱萸汤加半夏、藁本、川芎之类，以吴茱萸暖肝温胃，人参、姜、枣助阳补土，使阴寒不得上干，全方协同以收温散降逆之功。

(2)风热证

症状：起病急，头呈胀痛，甚至头痛如裂，发热或恶风，口渴欲饮，面红目赤，便秘溲黄，舌红苔黄，脉浮数。

治法：疏风清热。

方药：芎芷石膏汤(川芎、白芷、石膏、藁本、羌活、菊花)。

应用时若风热较甚，可去羌活、藁本，改用黄芩、山栀、薄荷以辛凉清解。若发热甚，加金银花、连翘清热解毒。若热盛津伤，症见舌红少津，可加知母、石斛、花粉清热生津。若大便秘结，口鼻生疮，腑气不通，可合用黄连上清丸，苦寒降火，通腑泄热。

(3)风湿证

症状：头痛如裹，肢体困重，胸闷纳呆，小便不利，大便或溏，苔白腻，脉濡。

治法：祛风胜湿。

方药：羌活胜湿汤(羌活、独活、藁本、防风、甘草、蔓荆子、川芎)。

若湿浊中阻，症见胸闷纳呆、便溏，可加苍术、厚朴、陈皮等燥湿宽中。若恶心呕吐，可加生姜、半夏、藿香等芳香化浊，降逆止呕。若见身热汗出不畅，胸闷口渴，为暑湿所致，宜清暑化湿，用黄连香薷饮加藿香、佩兰等。

2.内伤头痛

(1)肝阳证

症状：头胀痛而眩，心烦易怒，面赤口苦，或兼耳鸣胁痛，夜眠不宁，舌红苔薄黄，脉弦有力。

治法：平肝潜阳。

方药：天麻钩藤饮（天麻、钩藤、石决明、山栀、黄芩、川牛膝、杜仲、益母草、桑寄生、夜交藤、朱茯神）。

若肝肾阴虚，症状朝轻暮重，或遇劳加重，脉弦细，舌红苔薄少津，酌加生地、何首乌、女贞子、枸杞子、旱莲草等滋养肝肾。若头痛甚，口苦，胁痛，则肝火偏旺，加郁金、龙胆草、夏枯草以清肝泻火；若火热较甚，亦可用龙胆泻肝汤清降肝火。

（2）肾虚证

症状：头痛而空，每兼眩晕耳鸣，腰膝酸软，遗精，带下，少寐健忘，舌红少苔，脉沉细无力。

治法：滋阴补肾。

方药：大补元煎（党参、炒山药、熟地、杜仲、当归、山茱萸、枸杞、炙甘草）。

若头痛畏寒，面白，四肢不温，舌淡，脉沉细而缓，证属肾阳不足，可用右归丸温补肾阳，填精补髓。若兼见外感寒邪，可投麻黄附子细辛汤散寒温里，表里兼治。

（3）气血虚证

症状：头痛而晕，遇劳加重，面色少华，心悸不宁，自汗，气短，畏风，神疲乏力，舌淡苔薄白，脉沉细而弱。

治法：气血双补。

方药：八珍汤（党参、白术、白茯苓、当归、川芎、白芍药、熟地、甘草）。

（4）痰浊证

症状：头痛昏蒙，胸脘满闷，呕恶痰涎，苔白腻，或舌胖大有齿痕，脉滑或弦滑。

治法:健脾化痰,降逆止痛。

方药:半夏白术天麻汤(半夏、天麻、茯苓、橘红、白术、甘草)。

若痰郁化热显著,可加竹茹、枳实、黄芩清热燥湿。

(5)瘀血证

症状:头痛经久不愈,其痛如刺,入夜尤甚,固定不移,或头部有外伤史,舌紫或有瘀斑、瘀点,苔薄白,脉沉细或细涩。

治法:活血通窍止痛。

方药:通窍活血汤(赤芍、川芎、桃仁、红枣、红花、老葱、鲜姜、麝香)。

头痛甚者,可加全蝎、蜈蚣、土鳖虫等虫类药以收逐风邪,活络止痛。若久病气血不足,可加黄芪、当归以助活络化瘀之力。

治疗上述各证,均可根据经络循行在相应的方药中加入引经药,能显著提高疗效。一般太阳头痛选加羌活、防风;阳明头痛选加白芷、葛根;少阳头痛选加川芎、柴胡;太阴头痛选加苍术;少阴头痛选加细辛;厥阴头痛选加吴茱萸、藁本等。

此外,临床可见头痛如雷鸣,头面起核或憎寒壮热,名曰“雷头风”,多为湿热毒邪上冲,扰乱清窍所致,可用清震汤加薄荷、黄芩、黄连、板蓝根、僵蚕等以清宣升散,除湿解毒。

(二)针灸

1.外感头痛

治法:按头痛部位分经取穴。毫针刺用泻法、留针。

处方:①巅顶部疼痛:百会、通天、阿是穴、行间。②前头部疼痛:上星、头维、阿是穴、合谷。③后头部疼痛:后顶、天柱、阿是穴、昆仑。

2.内伤头痛

(1)肝阳头痛

治法:以取足厥阴、少阳经穴为主,用泻法。

处方:风池、百会、悬颅、侠溪、行间。

(2)血虚头痛

治法:以取任督经穴和背俞穴为主。毫针刺用补法,可灸。

处方:百会、气海、肝俞、脾俞、肾俞、合谷、足三里。

(三)推拿

1.治疗原则

疏经,通络,止痛。

2.基本治法

(1)头面部操作

取穴及部位:印堂、神庭、鱼腰、攒竹、头维、太阳、百会、四神聪,头面部六阳经脉循行部。

手法:一指禅推法、分推法、按揉法、叩击法、拿法、抹法、扫散法。

操作:患者取坐位或仰卧位。医者行一指禅“小∞字”和“大∞字”推法,反复分推3遍。继之指按、指揉印堂、神庭、攒竹、鱼腰、太阳、百会、四神聪等穴,每穴约1分钟;结合抹前额3～5遍;从前额发际处拿至风池穴处做五指拿法,反复3～5遍。行双手扫散法约1分钟;指尖击前额部至头顶,反复3～6遍。

(2)颈肩部操作

取穴及部位:风府、风池、新设、项根、肩井、大椎,项肩部太阳经、少阳经及督脉。

手法:一指禅推法、揉法、拨法、平推法、拿法、擦法。

操作：患者取坐位或俯卧位。用一指禅推法沿颈部膀胱经、督脉上下往返操作，结合揉、拨、推上述穴位，3～5分钟。继之拿风池穴、颈部两侧肌群、肩井，各半分钟；在颈肩、上背部施以㨰法，约2分钟。

3.辨证加减

外感头痛：在项背部太阳经施以㨰法、一指禅推法，重点按揉风池、风府、肩井、大椎、肺俞、风门、定喘、曲池、合谷穴，3～5分钟。擦背部两侧膀胱经，以透热为度。

肝阳头痛：指按揉肝俞、阳陵泉、太冲、行间，每穴约1分钟；推桥弓30次左右，两侧交替进行；扫散法操作20次。

血虚头痛：指按揉中脘、气海、关元、足三里、三阴交、膈俞，每穴约1分钟；掌摩腹部5分钟左右；擦背部督脉，以透热为度。

痰浊头痛：用一指禅推法推中脘穴、天枢穴，每穴约2分钟；摩腹部5分钟左右；指按揉脾俞、胃俞；擦背部督脉、腰骶部，以透热为度。

瘀血头痛：分抹前额1～2分钟；指按揉攒竹、太阳，每穴1～2分钟；指按揉合谷、血海、太冲，每穴约1分钟；擦前额部，以透热为度。

(四)小六合针法

1.治疗组方

内八卦：乾位、坎位、离位。

中八卦：乾位、坎位、离位、中脘。

外八卦：翳风、外关、后溪、合谷、液门及头痛局部区域等。

2.辨证加减

阳明经头痛：可加针列缺，也可在中八卦用长针透刺中脘。

少阳经头痛:可加针翳风、外关或悬钟。

太阳经头痛:可加针后溪。

厥阴经头痛:可加针太冲。

外感发热头痛:可加针合谷、液门。

（劳延虎　李娅蓉　徐群）

第二章　颈项痛

颈项痛是指人体颈项部一切疼痛感觉的统称；由于外感与内伤，致使脉络拘急或失养，以颈肩部疼痛为主要临床特征。

从西医学角度来讲，引起颈项部疼痛的疾病主要有以下两种：

一、落枕

落枕指睡眠时颈部体位不良以致局部肌肉被牵拉、扭伤，引起斜方肌、胸锁乳突肌或肌腱的局部病变。

二、颈椎病

颈椎病又称颈椎综合征，主要是因为颈椎间盘退行性变本身及其继发性改变，刺激或压迫邻近组织，并引起各种症状和体征，如疼痛、眩晕、肢体麻木、活动障碍等。颈椎的病理改变主要包括椎体变形受压、椎体骨赘形成、韧带钙化、颈椎间盘纤维性退化、髓核萎缩或脱出、椎间间隙变窄。

【病因病机】

多因肾气不足，卫阳不固，风寒湿邪乘虚而入，导致颈部经脉闭阻，气血运行不畅，而致本病。一般以肝肾亏虚、气血不足为内因;风、寒、湿邪入侵及长期劳损为外因。

【临床表现】

由于病变部位、受损的组织不同,临床表现也较复杂。临床上根据受累组织结构与症状的不同,将颈椎病分为五种类型:

一、颈型颈椎病

颈型颈椎病以青壮年患病为多,主要症状为颈项疼痛,颈部肌肉痉挛所致颈部僵硬。一般,持续性酸胀深而弥散,向头及背部扩散,常为睡眠姿势不当、受寒及体力活动时颈部用力不平衡所诱发。当头部活动时疼痛加重。

二、神经根型颈椎病

此型较多见,主要为颈椎小关节及钩椎关节骨质增生,压迫刺激从椎间孔发出的神经根。典型表现为颈部根性神经痛,呈刀割样痛,并向肩、臂、手放射,常常伴有神经支配区的麻木、蚁行感。疼痛在咳嗽、头颈过伸或过屈时加重,寒冷、劳累、睡眠不佳时复发。

三、椎动脉型颈椎病

椎动脉型颈椎病是由于钩椎关节骨质增生形成向侧方突出的骨刺,小关节增生,椎体后伸型半脱位,刺激或压迫椎动脉,使其狭窄,血流量减少,以及椎隙变窄使血管迂曲,均可产生椎动脉供血不足的临床症状。头痛常因头颈部突然旋转而诱发,呈跳痛或刺痛。眩晕与颈部动作有关系,患者自觉周边景物沿一定方向旋转,身体摇晃,立行不稳以及地面移动、倾斜等,同时伴有视觉障碍、耳鸣猝倒,少数患者还有精神症状、记忆力减退和咽部不适。

四、脊髓型颈椎病

脊髓型颈椎病症状较重，少见，常在先天性椎管发育性狭窄的基础上，同时伴有颈部椎体后方骨赘、椎间盘突出、黄韧带肥厚、硬脊膜周围炎刺激和压迫脊髓及其血管出现临床症状。患此病者多为中老年人，发病缓慢，可持续数年，以锥体征为主，表现为自远端至近端发展的四肢麻木、无力、双腿发紧、抬步沉重、足底踩棉花感，并出现跛行、跌倒及束胸感等症状。

五、交感神经型颈椎病

交感神经型颈椎病为由于颈椎退行性变而引起骨质增生，软组织无菌性炎症，直接刺激或反射性刺激颈部交感神经，出现颈部疼痛、感觉异常、血管运动异常、神经营养障碍以及心肌功能紊乱等一系列症状的疾病。主要症状为颈臂部酸、压迫性钝痛，皮肤痛觉过敏及感觉异常。有时伴有眩晕、头痛、肢体发冷、发绀、水肿、汗腺分泌改变、心律不齐、心前区疼痛。

【诊断】

一、颈型颈椎病

(1)反复出现“落枕”现象。

(2)平时肩胛骨内上角有酸胀疼痛感。

(3)排除颈、肩组织风湿及颈椎损伤。

(4)颈椎 X 线检查可见退行性病变。

二、神经根型颈椎病

(1)有颈型颈椎病的临床表现。

(2)伴有颈神经放射性疼痛。

(3)颈椎 X 线片显示与受累神经相对应的活动节段存在退

行性征象。

(4)体格检查提示颈神经病变的定位在神经根,排除脊髓内、神经丛、神经干病变的可能性。

三、脊髓型颈椎病

(1)有颈型颈椎病的临床表现。

(2)出现脊髓长传导束受压的症状、体征。

(3)脊髓损伤的平面不易确定,下肢运动与感觉障碍呈不完全性。

(4)脊髓损害症状呈波浪形逐渐发展,有短暂缓解的趋势。

(5)X 线片显示椎体后缘明显骨质增生。

(6)CT、MRI 片显示脊髓受骨赘及膨出的颈椎间盘组织压迫。

(7)排除椎管内外占位性病变。

四、椎动脉型颈椎病

(1)有颈型颈椎病的临床表现。

(2)出现椎动脉供血不足的症状。

(3)椎动脉供血不足症状与头颈的位置有关。

(4)经颅多普勒超声提示椎动脉血流减少。

(5)排除椎动脉瘤等动脉本身的病变。

(6)X 线片显示颈椎退行性变化。

五、交感神经型颈椎病

(1)有颈型颈椎病的临床表现。

(2)有慢性头痛史。

(3)出现上象限交感神经功能紊乱的症状和体征。

(4)排除器官的器质性病变。

(5)X 线片显示颈椎退行性变化。

【辨证要点】

本病辨证,首分虚实。初起疼痛较剧,病在皮肉经络,以邪实为主,属实证;久病,多表现为隐痛、空痛,属虚证或正虚邪恋之虚实夹杂证,病位在筋骨。临证当详加辨析,区分标本缓急。

【治疗原则】

本病当以“虚则补之,实则泻之”为大法。初起多实,当视其不同证情,选用祛风、活血、除痰等法以祛邪;久病多虚,成虚实错杂,则当以扶正为主,分别给以益气养血或滋补肝肾之补法,以扶正祛邪。

【分证论治】

一、西医治疗

(一)落枕

落枕以手法治疗为主(参见中医疗法),外贴伤湿止痛膏。此外,可做头颈的俯仰、旋转等动作,以舒筋活络。睡眠时枕垫要合适,不能过高、过低、过硬,避免颈部受寒受凉。

非手术疗法即可缓解病情,常用的方法如下:

(1)调整枕头,纠正不良姿势:睡眠时全身肌肉松弛,高枕易使颈椎过度屈曲,造成颈部软组织慢性损伤。故枕头须质地柔软、富有弹性、透气性能良好,其高度以颈不过屈,侧睡时头无侧屈为宜。

(2)热疗:包括高频电疗、石蜡疗法、微波、超声波及热敷等,根据透热的深浅不同,促进不同深度组织的血液循环,从而促使炎症消退。

(3)牵引:有固定颈椎,获得局部静止,有利于水肿消退及拉松颈肌的作用。牵引重量及时间,以逐渐加重至2～3 kg,时间逐渐延长至24小时为好。症状缓解后逐渐减轻重量,缩短时间,至1～1.5 kg,每次牵引1小时,一日数次。

(4)体育疗法:在医生指导下,掌握活动强度、幅度、方向等要领,进行适当的颈部体育活动,增进颈部肌力和促进局部血液循环。

(5)药物治疗:可口服非甾体抗炎药、镇静剂以及肾上腺皮质激素等。如颈、肩有压痛者,可局部注射醋酸强的松龙0.5 mL,加2%普鲁卡因0.5～1.0 mL,每周1次,每3次为一个疗程,疗程之间相隔2周。

(二)颈椎病

颈椎病的治疗方法可分为非手术疗法及手术疗法两类。制订治疗方案时,要根据不同的临床类型、病期长短、病情轻重、患者健康状况以及患者对治疗效果的反应等进行全面分析,并及时加以调整。一般来说,大多应首先选用非手术疗法。

1.非手术疗法

(1)牵引疗法:对颈椎病的治疗,颈颌枕牵引疗法是较普遍和常用的手法。牵引姿势以头部略向前倾为宜,牵引重量可以从小重量开始,坐位牵引的重量可用2～3 kg,如无不良反应,可逐渐增至5 kg。卧位牵引可从5 kg开始,最多不宜超过10 kg。每次牵引时间约30分钟,每日1～2次。若颈部疼痛、项棘肌痉挛、牵引时未能完全放松颈部肌肉,则不宜见效。故要正确引导患者,同时应注意避免损伤颞颌关节。

(2)理疗:包括离子导入疗法、高频电疗法等。

1)离子导入疗法:应用直流电导入各种中西药(盐酸普鲁卡因、碘化钾、陈醋、冰醋酸、威灵仙等)治疗颈椎病。

2)高频电疗法:常用超短波、短波及微波等疗法,通过其深部电热作用,改善血液循环。

(3)药物疗法:治疗颈椎病的常用药物包括以下几种。

1)非甾体抗炎药:可口服塞来昔布、双氯芬酸钠等。

2)血管扩张剂:适用于椎动脉及脊前动脉机能不全或合并脑动脉供血不足者,常用地巴唑、烟酸、烟酰胺等。必要时可配合小剂量镇静药物。有明显椎动脉供血不足者,可用低分子右旋糖酐静脉滴入。

3)促进神经细胞营养代谢的药物:维生素 B_{12}、甲钴胺、辅酶 A、谷维素、细胞色素 C 等。

4)解痉类药物:如安坦片、苯妥英钠等,可解除肌肉痉挛,适用于肌张力增高并有严重阵挛者。

2.手术疗法

(1)手术适应证:①经系统的保守治疗无效。②神经根、脊髓受压症状进行性加重,反复发作,影响工作与生活。③突然发作并确诊为颈椎病,短期保守治疗无效,影响生活。

(2)手术禁忌证:①年老体弱,有严重内脏疾病。②病程过长,症状严重,四肢广泛肌萎缩,估计脊髓损害不能恢复。③严重神经衰弱。

(3)手术方式:①前路手术:前路手术主要有颈椎间盘前路切除、椎体间植骨融合术;钩椎关节切除,椎间孔切开及椎体间融合术;椎间开长窗扩大椎管术等。适应证有脊髓型颈椎病、神经根型颈椎病、椎动脉压迫症、神经根压迫症以及多节椎体增生压迫脊髓者。②后路手术:后路手术主要有椎间盘突出切除术,椎板开门式形成扩大椎管等术式。适应证有椎间盘突出引起的神经根型颈椎病、椎体增生之脊髓压迫症等。

(4)术后处理:术后经下述处理,患者可顺利康复。

1)术后体位:单纯性椎板切除者,术后平卧于硬板床上。广泛性椎板切除及行脊髓减压术者,术后应取仰卧位。若有低颅压症状,可采取头低脚高位。

2)脱水药物:脊髓探查术必然引起脊髓水肿反应,术后应适当给予脱水药物。可应用20%甘露醇250 mL或激素,静脉滴注。

3)术后48小时内,严密观察患者呼吸、血压、脉搏、伤口引流和肢体活动情况。若病情加重或恶化,应注意排除伤口内血肿或脊髓水肿等情况。

4)术后静脉或肌内注射抗生素3～5天,视病情可适当给予静脉补液与止痛药物。

5)颈髓手术可能引起暂时性排尿障碍,可给予氨甲酰胆碱0.25 mg肌内注射,或进行导尿。

6)高位截瘫的重型患者:应注意加强护理,预防压疮,预防呼吸系统和泌尿系的继发性感染。

(5)术后康复治疗:如颈部功能锻炼,根据病情的轻重,可以选择与项争力势、哪吒探海势、犀牛望月势、金狮摇头势等锻炼。

3.He-Ne激光疗法

采用He-Ne激光器的激光光束,先后对准所选定的穴位进行照射。He-Ne激光照射可使局部组织温度升高,细胞及血管壁的通透性增强，细胞代谢旺盛，活力增强，同时有利于组织水肿的消散及血肿的吸收，从而解除增生骨赘和变性椎间盘对软组织的压迫，使症状缓解，机体功能恢复。

二、中医中药治疗

（一）中医药辨证治疗

1.风寒痹阻

症状：头颈肩背疼痛，痛有定处，喜热恶寒，颈部僵硬、活动受限，后颈部可触及条索状物或压痛点，上肢沉重无力，舌质淡，苔薄白，脉弦紧。

治法：祛风散寒，通络除痹。

方药：蠲痹汤加减（羌活、防风、当归、麻黄、桂枝、赤芍、白芍、川芎、炙黄芪、片姜黄、苏木）。

若疼痛剧烈，寒邪较盛，加制川乌、附子、细辛；若湿邪偏盛，可加薏苡仁、豨莶草、苍术。

2.痰湿阻络

症状：头项强痛，肩臂酸胀、不适，肢体沉重，举动无力，伴有头重眩晕，胸脘满闷，少食多寐，苔白腻，脉沉滑。

治法：燥湿化痰，理气通络。

方药：指迷茯苓丸加味（茯苓、黄芩、陈皮、五味子、桔梗、姜半夏、白芥子、地龙、胆南星）。

若兼见眩晕，加天麻、白术；兼有胸痛者，加丹参、瓜蒌、郁金；兼有头痛者，加川芎、蔓荆子；恶心呕吐者，加重姜半夏用量，另加竹茹。

3.瘀血阻络

症状：头颈肩背及四肢麻木、刺痛，痛有定处，拒按，入夜尤甚，面色青晦，舌质紫暗或有瘀斑，脉多细涩或弦涩。

治法：活血化瘀，疏通经络。

方药：化瘀通痹汤加味（当归、丹参、鸡血藤、乳香、没药、延胡索、葛根、伸筋草、片姜黄、炮山甲、川芎）。

若阳虚形寒，加桂枝、鹿角胶；若伴阴虚有热，加知母、黄柏；若气虚，加黄芪；若项强，加葛根；若手指麻木，加桑枝、天麻、乌梢蛇。

4.气血两虚

症状：头项酸痛不适，肩臂麻木不仁，自汗，头昏目眩，心悸气短，面色少华，女性患者每于月经期后症状加重，或经期紊乱，舌淡，苔薄白，脉细弱。

治法：益气养血，通络止痛。

方药：黄芪桂枝五物汤加味（黄芪、赤芍、白芍、桂枝、鹿角胶、鸡血藤、葛根、当归）。

自汗甚者，加白术、龙骨、牡蛎；若兼有瘀血，加姜黄、川芎；若兼有肾虚，阳虚者加淫羊藿、巴戟天，阴虚者加知母、黄柏、熟地。

5.肝肾亏虚

症状：肩颈不舒，头脑胀痛，眩晕耳鸣，不可转侧，伴神疲乏力，健忘少寐，腰膝酸软，舌体瘦，质红绛，少苔或无苔，脉弦细。

治法：益精补肾，滋阴息风。

方药：左归丸加味（熟地、山药、山萸肉、枸杞、菟丝子、白芍、龟甲、当归、黄精、炙甘草）。

若兼有风湿，加威灵仙、豨莶草、羌活、独活；若肝血虚甚，加阿胶；若阴阳两虚、筋骨萎弱，可加生鹿角片、狗脊、川断、杜仲；

若失眠多梦，加夜交藤、龙齿。

（二）针灸

1.风寒痹阻

治法：温经散寒，化湿通络止痛。

处方：①主穴：天柱、风池、大椎、颈夹脊、外关、后溪、阿是穴。②配穴：痛以大肠经为主者，加合谷；以三焦经为主者，加外关；以小肠经为主者，加后溪。

2.痰湿阻络

处方：①主穴：百会、风池、天柱、颈夹脊、脾俞、丰隆。②配穴：伴颈肩部沉困者，加大椎、肩中俞、天宗；伴恶心欲呕者，加内关；伴耳鸣者，加悬钟；伴上肢麻木者，参照瘀血阻络型辨证。

3.瘀血阻络

处方：①主穴：风池、大椎、颈夹脊、阿是穴。②配穴：痛或麻以大肠经为主者，加颈5横突后结节、手五里、手三里、合谷；以三焦经为主者，加颈6横突后结节、天髎、臑会、外关透内关；以小肠经为主者，加颈7横突后结节、天宗、小海、后溪。

4.气血两虚

处方：①主穴：百劳、大椎、脾俞、膈俞、肾俞、足三里。②配穴：伴颈项部疼痛，加颈夹脊；头晕目眩气短，加百会、气海、太溪；心悸，加心俞、大陵；走路不稳，加涌泉、三阴交。

5.肝肾亏虚

处方：①主穴：百会、天柱、颈夹脊、肝俞、肾俞、太溪。②配穴：若头痛重，加太阳；五心烦热，加三阴交；伴失眠多梦，加神门、三阴交；伴耳鸣，加悬钟；伴上肢麻木，参照瘀血阻络型辨证。

(三)推拿

1.治疗原则

松解劳损、紧张甚至痉挛的颈肌,尤其是颈伸肌群,促进软组织损伤性炎症消除;调整颈椎节段异常位移或成角,降低椎间盘负荷,减缓颈椎退变过程,扩大椎间孔、椎臂、横突孔非连线骨性管道,有效改善颈椎管内外的高应力状态和神经根张力,减少或消除神经、血管机械性压迫和刺激,恢复颈椎动静力平衡。

2.基本治法

部位及取穴:部位以颈项部、枕后部、肩胛部、横突后结节和胸椎夹脊等处为主,取穴以风池、颈夹脊、天鼎、肩井、天宗、阿是穴等为主。

手法:刺激性手法与颈椎调整手法并重,以刺激性手法为基础;颈项部操作与循经手法刺激相结合,以颈项部操作为主。具体选用一指禅推法、㨰法、拔伸法、推法、拿法、按揉法和颈椎微调手法等。

颈椎病推拿应分期分型治疗。推拿操作常规由松解手法、颈椎调整手法和整理手法三部分组成。松解手法宜在逐步放松的情况下用轻缓柔和的刺激性手法,如一指禅推法、㨰法、拇指按揉法在颈项肩部操作,刺激关键穴位及部位,并在手法刺激的同时,轻巧地小幅度被动运动头颈部。当患者颈肩背部肌肉逐渐放松之后,宜在颈椎拔伸状态下小幅度旋摇颈椎,以调整颈椎微小错移。整理手法主要采用拿法刺激两侧风池穴、两侧颈椎夹脊穴及两侧肩井穴,最后顺势用指、掌从肩井向两侧分推。

3.急性发作期治疗

(1)颈型:以颈部肌群松解和颈椎小关节调整为要点,通过刺激类手法和颈椎拔伸下微调手法来实现。

(2)神经根型:以神经根减压为首务,通过颈椎拔伸下微调手法来实现。

(3)脊髓型:以脊髓减压为首务,通过颈椎拔伸下微调或特殊的颈椎整复手法来实现。

(4)椎动脉型:以解除椎动脉扭曲为首务,通过颈椎拔伸下微调手法来实现。

(5)交感神经型:以解除交感神经刺激为首务,通过颈椎拔伸下微调手法来实现。

4.症状缓解期治疗

(1)颈型:以局部肌肉松解为主,配合相应的功能锻炼。

(2)神经根型:在常规操作基础上,以轻柔手法沿放射性神经痛路线循经推拿,以进一步消除神经痛。

(3)脊髓型:以局部肌肉放松为主,在经过仔细研究患者病情和 MRI 检查资料的前提下,采用轻巧的颈椎微调手法使脊髓逐渐减压。最后以手法在下肢操作,以改善下肢肌痉挛状态。

(4)椎动脉型:在常规操作基础上,以手法轻柔地刺激患者两颞及前额,以消除头面部症状。

(5)交感神经型:在常规操作基础上,以轻巧的手法在颈前气管两侧循序推移,使痉挛椎前肌群放松。然后视患者临床症状特点,采用不同手法操作。

(四)小六合针法

1.治疗组方

(1)内八卦:乾位、震位、离位。

(2)中八卦:乾位、震位、离位。

2.辨证加减

病在督脉或足太阳膀胱经，颈部不能前后俯仰者，加刺束骨；病在足太阳经，加刺后溪；病在少阳经，加刺绝骨。

（彭倩　程琳　李婧）

第三章　胸痹心痛

胸痹心痛是由于正气亏虚，饮食、情志、寒邪等引起的痰浊、瘀血、气滞、寒凝痹阻心脉，以膻中或左胸部发作性憋闷、疼痛为主要临床表现的一种病证。轻者偶发短暂轻微的胸部沉闷或隐痛，或为发作性膻中或左胸模糊不清的不适感；重者疼痛剧烈，或呈压榨样绞痛。常伴心悸、气短、呼吸不畅，甚至喘促、惊恐不安、面色苍白、冷汗自出等。多由劳累、饱餐、寒冷及情绪激动而诱发，亦可无明显诱因或安静时发病。

从西医学角度来讲，引起胸痛的疾病主要有以下几类：

一、稳定型心绞痛

心绞痛是由于冠状动脉供血不足，导致心肌急剧的、暂时的缺血与缺氧所引起的临床综合征。其特点为阵发性的前胸压榨性疼痛感觉，主要位于胸骨后，可放射至心前区和左上肢内侧，常发生于劳力负荷增加时，持续数分钟，休息或服硝酸酯制剂后消失。

二、急性冠状动脉综合征

急性冠状动脉综合征是一组由急性心肌缺血引起的临床综合征，主要包括不稳定型心绞痛、非 ST 段抬高型心肌梗死以及

ST 段抬高型心肌梗死。动脉粥样硬化不稳定斑块破裂或糜烂导致冠状动脉内急性血栓形成，被认为是大多数急性冠状动脉综合征发病的主要病理基础。血小板激活在其发病过程中起着非常重要的作用。

【病因病机】

(1)年老体虚：本病多发于中老年人，年过半百，肾气渐衰。肾阳虚衰则不能鼓动五脏之阳，引起心气不足或心阳不振，血脉失于阳之温煦、气之鼓动，则气血运行滞涩不畅，发为心痛；若肾阴亏虚，则不能滋养五脏之阴，阴亏则火旺，灼津为痰，痰热上犯于心，心脉痹阻，则为心痛。

(2)饮食不当：恣食肥甘厚味或经常饱餐过度，日久损伤脾胃，运化失司，酿湿生痰，上犯心胸，清阳不展，气机不畅，心脉痹阻，遂成本病；痰郁化火，火热又可炼液为痰，灼血为瘀，痰瘀交阻，痹阻心脉而成心痛。

(3)情志失调：忧思伤脾，脾虚气结，运化失司，津液不行输布，聚而为痰，痰阻气机，气血运行不畅，心脉痹阻，发为胸痹心痛。或郁怒伤肝，肝郁气滞，郁久化火，灼津成痰，气滞痰浊痹阻心脉，而成胸痹心痛。沈金鳌《杂病源流犀烛·心病源流》认为，七情除“喜之气能散外，余皆足令心气郁结而为痛也”。由于肝气通于心气，肝气滞则心气涩，所以七情太过，是引发本病的常见原因。

(4)寒邪内侵：素体阳虚，胸阳不振，阴寒之邪乘虚而入，寒凝气滞，胸阳不展，血行不畅，而发本病。《素问·举痛论》：“寒气入经而稽迟，泣而不行，客于脉外则血少，客于脉中则气不通，故卒然而痛。”《诸病源候论·心腹痛病诸候》曰:“心腹痛者,由腑脏虚弱,风寒客于其间故也。”《医门法律·中寒门》云:“胸痹心痛,然总因阳虚,故阴得乘之。”阐述了本病由阳虚感寒而发作,故天气变化、骤遇寒凉易诱发胸痹心痛。

【临床表现】

胸痹心痛以胸闷、心痛、短气为主要证候特征。《金匮要略·胸痹心痛短气病》首次同时提出胸闷、心痛、短气三症,表明了张仲景对本病深入的认识。本病多发于40岁以上的中老年人,表现为胸骨后或左胸发作性闷痛、不适,甚至剧痛向左肩背沿手少阴心经循行部位放射,持续时间短暂,常由情志刺激、饮食过饱、感受寒冷、劳倦过度而诱发,亦可在安静时或夜间无明显诱因而发病。多伴有短气乏力,自汗心悸,甚至喘促,脉结代。多数患者休息或除去诱因后症状可以缓解。

胸痹心痛以胸骨后或心前区发作性闷痛为主,亦可表现为灼痛、绞痛、刺痛、隐痛或含糊不清的不适感等,持续时间多为数秒钟至15分钟。若疼痛剧烈,持续时间长达30分钟以上,休息或服药后仍不能缓解,伴有面色苍白,汗出,肢冷,脉结代,甚至旦发夕死,夕发旦死,为真心痛的证候特征。

本病舌象、脉象表现多种多样,但因临床以气虚、阳虚、血瘀、痰浊的病机为多,故以相应的舌象、脉象多见。

【诊断】

(1)左侧胸膺或膻中处突发憋闷而痛,疼痛性质为灼痛、绞痛、刺痛、隐痛或含糊不清的不适感等,常可及肩背、前臂、咽喉、胃脘部等,甚至可沿手少阴经、手厥阴经循行部位窜至中指或小指，兼心悸。

(2)突然发病，时作时止，反复发作。持续时间短暂，一般几秒至数十分钟，经休息或服药后可迅速缓解。

(3)多见于中年以上，常因情志波动、气候变化、多饮暴食、劳累过度等而诱发。亦有无明显诱因或安静时发病者。

心电图应列为必备的常规检查，必要时可做动态心电图、心功能测定、运动试验心电图。休息时心电图明显提示心肌缺血，心电图运动试验阳性有助于诊断。

若疼痛剧烈，持续时间长，达30分钟以上，含化硝酸甘油片后难以缓解，可见汗出肢冷，面色苍白，唇甲青紫，冷至肘膝关节处，甚至旦发夕死、夕发旦死，相当于急性心肌梗死，常合并心律失常、心功能不全及休克，多为真心痛表现，应配合心电图动态观察及血清酶学、白细胞总数、血沉等检查，以进一步明确诊断。

【辨证要点】

(1)疼痛部位局限于胸膺部位，多为气滞或血瘀；放射至肩背、咽喉、脘腹，甚至前臂、手指者，为痹阻较著；胸痛彻背、背痛彻心者，多为寒凝心脉或阳气暴脱。

(2)对痛的寒热虚实、在气在血作出准确判断。属寒者，疼痛如绞，遇寒则发，或得冷加剧；属热者，胸闷、灼痛，得热痛甚；属虚者，痛势较缓，其痛绵绵或隐隐作痛，喜揉喜按；属实者，痛势较剧，其痛如刺、如绞；属气滞者，闷重而痛轻；属血瘀者，痛如针刺，痛有定处。

(3)辨疼痛程度。疼痛持续时间短暂，瞬间即逝者多轻，持续不止者多重，若持续数小时甚至数日不休者，常为重病或危候。一般来说，疼痛发作次数与病情轻重程度呈正比，即偶发者轻,频发者重。但亦有发作次数不多而病情较重的情况,必须结合临床表现,具体分析判断。若疼痛遇劳发作,休息或服药后能缓解,为顺证;若服药后难以缓解,常为危候。

【治疗原则】

针对本病本虚标实,虚实夹杂,发作期以标实为主,缓解期以本虚为主的病机特点,其治疗应补其不足,泻其有余。本虚宜补,权衡心之气血阴阳之不足,有无兼见肝、脾、肾脏之亏虚,调阴阳补气血,调整脏腑之偏衰,尤应重视补心气、温心阳;标实当泻,针对气滞、血瘀、寒凝、痰浊而理气、活血、温通、化痰,尤重活血通络、理气化痰。

补虚与祛邪的目的都在于使心脉气血流通,通则不痛,故在不同的证型中,可视病情活血通络,随证配合。

同时,在胸痹心痛的治疗中,尤其在治疗真心痛时,在发病的前三四天内,警惕并预防脱证的发生,对减少死亡率,提高治愈率更为重要。必须辨清证候之顺逆,一旦发现脱证之先兆,如疼痛剧烈,持续不解,四肢厥冷,自汗淋漓,神萎或烦躁,气短喘促,脉或速、或迟、或结、或代、或微欲绝等,必须尽早使用益气固脱之品,并中西医结合救治。

【分证论治】

一、西医治疗

(一)稳定型心绞痛

1.发作时的治疗

(1)休息:发作时立刻休息,一般患者在停止活动后症状即逐渐消失。

(2)药物治疗

1)硝酸甘油:可用 0.5 mg,置于舌下含化。

2)硝酸异山梨酯:可用 5～10 mg,舌下含化。

2.缓解期的治疗

(1)生活方式的调整:宜尽量避免各种诱发因素。清淡饮食,戒烟限酒,保持适当的体力活动,但以不致发生疼痛症状为度。

(2)药物治疗

1)改善缺血,减轻症状的药物:①β 受体阻滞剂:常用美托洛尔、比索洛尔等。②硝酸酯类药:常用的硝酸酯类药物包括二硝酸异山梨酯、单硝酸异山梨酯等。③钙通道阻滞剂:非二氢吡啶类包括维拉帕米、地尔硫䓬,二氢吡啶类包括常用的硝苯地平、氨氯地平等。

2)预防心肌梗死,改善预后的药物:①抗血小板药物:阿司匹林、氯吡格雷和替格瑞洛。②降低 LDL-C 的药物,如他汀类药物为首选降脂药物,临床常用的他汀类药物包括辛伐他汀、阿托伐他汀、普伐他汀、氟伐他汀、瑞舒伐他汀。③ACEI/ARB:常用的 ACEI 类药物包括卡托普利、依那普利、培哚普利、贝那普利、赖诺普利等;常用的 ARB 类药物包括氯沙坦、缬沙坦、厄贝沙坦、替米沙坦、坎地沙坦。④β 受体阻滞剂:常用药物有美托洛尔、比索洛尔、普萘洛尔。

(3)血管重建治疗

1)经皮冠状动脉介入治疗(percutaneous coronary intervention,PCI):PCI 是指一组经皮介入技术,包括经皮球囊冠状动脉成形术、冠状动脉支架植入术和斑块旋磨术等。

2)冠状动脉旁路移植术:通过取患者自身的大隐静脉作为旁路移植材料,一端吻合在主动脉,另一端吻合在病变冠状动脉段的远端;或游离内乳动脉与病变冠状动脉远端吻合,改善病变冠状动脉分布心肌的血流供应。

(二)急性冠脉综合征

1.一般治疗

患者应立即卧床休息,可以应用小剂量的镇静剂和抗焦虑药物。对于有发绀、呼吸困难或其他高危表现患者,给予吸氧,监测血氧饱和度(SaO_2),维持 SaO_2高于 90%。

2.药物治疗

(1)抗心肌缺血药物

1)硝酸酯类药物:可舌下含服硝酸甘油,每次 0.5 mg;若仍无效,可静脉应用硝酸甘油或硝酸异山梨酯。症状消失 12~24 小时后改用口服制剂。常用的口服硝酸酯类药物包括硝酸异山梨酯和 5-单硝酸异山梨酯。

2)β受体阻滞剂:可先静脉使用,后改为口服;中度或低度危险患者主张直接口服。建议选择美托洛尔和比索洛尔。艾司洛尔是一种快速作用的β受体阻滞剂,可以静脉使用,安全而有效。

3)钙通道阻滞剂:可作为治疗持续性心肌缺血的次选药物。足量β受体阻滞剂与硝酸酯类药物治疗后仍不能控制缺血症状的患者可口服长效钙通道阻滞剂。

(2)抗血小板治疗

1)COX 抑制剂:所有患者均应口服阿司匹林,负荷量为 150~300 mg(未服用过阿司匹林的患者),维持剂量为每日75~

100 mg,长期服用。

2)P_2Y_{12}受体拮抗剂:除非有极高出血风险等禁忌证,不稳定型心绞痛或非ST段抬高型心肌梗死患者均被建议在服用阿司匹林的基础上,联合应用一种P_2Y_{12}受体拮抗剂,并维持至少12个月。氯吡格雷负荷量为300～600 mg,维持剂量为每日75 mg。替格瑞洛可用于所有不稳定型心绞痛或非ST段抬高型心肌梗死的治疗,首次负荷量为180 mg,维持剂量为90 mg,2次/日。

(3)抗凝治疗:常用的抗凝药包括普通肝素、低分子量肝素、磺达肝癸钠和比伐卢定。

(4)调脂治疗:他汀类药物为首选降脂药,临床常用药物包括辛伐他汀、阿托伐他汀、普伐他汀、氟伐他汀、瑞舒伐他汀。

(5)ACEI或ARB:对不稳定型心绞痛或非ST段抬高型心肌梗死患者,长期应用ACEI能降低心血管事件发生率,不能耐受ACEI者可用ARB替代。

3.冠状动脉血运重建术

冠状动脉血运重建术包括经皮冠状动脉介入治疗和冠状动脉旁路移植术。

二、中医中药治疗

(一)中医药辩证治疗

1.寒凝心脉

症状:猝然心痛如绞,或心痛彻背,背痛彻心,或感寒痛甚,心悸气短,形寒肢冷,舌苔薄白,脉沉紧或促。多因气候骤冷或感寒而发病或加重。

治法:温经散寒,活血通痹。

方药:当归四逆汤加减(当归、桂枝、白芍、细辛、通草、甘草、大枣、薤白)。

若疼痛较著,可加用延胡索、郁金活血理气定痛。若疼痛剧烈、心痛彻背、背痛彻心、痛无休止,伴有身寒肢冷、气短喘息、脉沉紧或沉微,为阴寒极盛,胸痹心痛重证,治以温阳逐寒止痛,方用乌头赤石脂丸。苏合香丸或冠心苏合香丸,芳香化浊,理气温通开窍,发作时含化可即刻止痛。

阳虚之人,虚寒内生,同气相召而易感寒邪,而寒邪又可进一步耗伤阳气,故寒凝心脉时临床常伴阳虚之象,宜配合温补阳气之剂,以温阳散寒,不可一味用辛散寒邪之法,以免耗伤阳气。

2.气滞心胸

症状:心胸满闷不适,隐痛阵发,痛无定处,时欲太息,遇情志不遂时容易诱发或加重,或兼有脘腹胀闷,得嗳气或矢气则舒,苔薄或薄腻,脉细弦。

治法:疏调气机,和血舒脉。

方药:柴胡疏肝散加减(柴胡、白芍、甘草、炒枳壳、香附、川芎、陈皮)。

若兼有脘胀、嗳气、纳少等脾虚气滞的表现,可用逍遥散疏肝行气,理脾和血。若气郁日久化热,心烦易怒,口干,便秘,舌红苔黄,脉数,用丹栀逍遥散疏肝清热。如胸闷心痛明显,为气滞血瘀之象,可合用失笑散,以增强活血行瘀、散结止痛之作用。

气滞心胸之胸痹心痛,可根据病情需要,选用木香、沉香、降香、檀香、延胡索、厚朴、枳实等芳香理气及破气之品,但不宜久用,以免耗散正气。如气滞兼见阴虚,可选用佛手、香橼等理气而不伤阴之品。

3.痰浊闭阻

症状:胸闷重而心痛轻,形体肥胖,痰多气短,遇阴雨天而易发作或加重,伴有倦怠乏力,纳呆便溏,口黏,恶心,咳吐痰涎,苔白腻或白滑,脉滑。

治法:通阳泄浊,豁痰开结。

方药:瓜蒌薤白半夏汤加味(瓜蒌、薤白、半夏、枳实、陈皮、石菖蒲、桂枝、干姜、细辛)。

若患者痰黏稠,色黄,大便干,苔黄腻,脉滑数,为痰浊郁而化热之象,用黄连温胆汤清热化痰,因痰阻气机,可引起气滞血瘀。另外,痰热与瘀血往往互结为患,故要考虑到血脉滞涩的可能,常配伍郁金、川芎理气活血,化瘀通脉。

若痰浊闭塞心脉,猝然剧痛,可用苏合香丸芳香温通止痛;因痰热闭塞心脉者用猴枣散,清热化痰,开窍镇惊止痛。

胸痹心痛,痰浊闭阻可酌情选用天竺黄、天南星、半夏、瓜蒌、竹茹、苍术、桔梗、莱菔子、浙贝母等化痰散结之品,但由于脾为生痰之源,临床应适当配合健脾化湿之品。

4.瘀血痹阻

症状:心胸疼痛剧烈,如刺如绞,痛有定处,甚则心痛彻背,背痛彻心,或痛引肩背,伴有胸闷,日久不愈,可因暴怒而加重,舌质暗红,或紫暗,有瘀斑,舌下瘀筋,苔薄,脉涩或结、代、促。

治法:活血化瘀,通脉止痛。

方药:血府逐瘀汤(桃仁、红花、川芎、赤芍、牛膝、柴胡、桔梗、枳壳、甘草、当归、生地)。

兼寒者,可加细辛、桂枝等温通散寒之品;兼气滞者,可加沉香、檀香等辛香理气止痛之品;兼气虚者,加黄芪、党参、白术等补中益气之品。瘀血痹阻重证，表现为胸痛剧烈，可加乳香、没药、郁金、延胡索、降香、丹参等加强活血、理气、止痛的作用。

5.心气不足

症状：心胸阵阵隐痛，胸闷气短，动则益甚，心中动悸，倦怠乏力，神疲懒言，面色㿠白，或易出汗，舌质淡红，舌体胖且边有齿痕，苔薄白，脉细缓或结代。

治法：补养心气，鼓动心脉。

方药：保元汤加减（人参、黄芪、甘草、肉桂、生姜、丹参、当归）。

若兼见心悸气短，头昏乏力，胸闷隐痛，口燥咽干，心烦失眠，舌红或有齿痕，为气阴两虚，可用养心汤以养心宁神。方中当归、生地、熟地、麦冬滋阴补血；人参、五味子、炙甘草补益心气；酸枣仁、柏子仁、茯神养心安神。

6.心阴亏损

症状：心胸疼痛时，或灼痛，或隐痛，心悸怔忡，五心烦热，口燥咽干，潮热盗汗，舌红少津，苔薄或剥，脉细数或结代。

治法：滋阴清热，养心安神。

方药：天王补心丹（生地、玄参、天冬、麦冬、丹参、当归、人参、茯苓、柏子仁、酸枣仁、五味子、远志、朱砂、桔梗）。

若阴不敛阳，虚火内扰心神，心烦不寐，舌尖红少津，可用酸枣仁汤清热除烦安神；如无效，再予黄连阿胶汤，可滋阴清火，宁心安神。若阴虚导致阴阳气血失和，心悸怔忡症状明显，脉结代者，用炙甘草汤，方中重用生地，配以阿胶、麦冬、麻仁滋阴补血，以养心阴；人参、大枣补气益胃，资脉之本源；桂枝、生姜以行心阳。诸药同用，使阴血得充，阴阳调和，心脉通畅。

若心肾阴虚，兼见头晕、耳鸣、口干、烦热、心悸不宁、腰膝酸软，用左归饮补益肾阴，或河车大造丸滋肾养阴清热。若阴虚阳亢，风阳上扰，加珍珠母、磁石、石决明等重镇潜阳之品，或用羚角钩藤汤加减。如心肾真阴欲竭，当用大剂西洋参、鲜生地、石斛、麦冬、山萸肉等急救真阴，并佐用生牡蛎、乌梅肉、五味子、甘草等酸甘化阴且敛其阴。

7.心阳不振

症状：胸闷或心痛较著，气短，心悸怔仲，自汗，动则更甚，神倦怯寒，面色㿠白，四肢欠温或肿胀，舌质淡胖，苔白腻，脉沉细迟。

治法：补益阳气，温振心阳。

方药：参附汤合桂枝甘草汤（人参、附子、桂枝、甘草）。

若心肾阳虚，可合肾气丸治疗，方以附子、桂枝（或肉桂）补水中之火，用六味地黄丸壮水之主，从阴引阳，合为温补心肾而消阴翳。若心肾阳虚兼见水饮凌心射肺，而出现水肿、喘促、心悸，用真武汤温阳化气行水，以附子补肾阳而祛寒邪，与芍药合用，能入阴破结，敛阴和阳，茯苓、白术健脾利水，生姜温散水气。心肾阳虚，虚阳欲脱厥逆者，用四逆加人参汤以温阳益气，回阳救逆。若见大汗淋漓、脉微欲绝等亡阳证，应用参附龙牡汤，并加用大剂山萸肉以温阳益气，回阳固脱。

（二）针灸

1.寒凝心脉

治法：温散寒邪，通阳开痹。

处方：①主穴：心俞、厥阴俞、内关、通里、气海、关元。②配穴：恶寒者加灸肺俞、风门。

2.瘀血痹阻

处方:①主穴:阴郄、郄门、心俞、膈俞、巨阙、膻中。②配穴:舌紫暗者可加取少商、少冲点刺出血。

3.痰浊闭阻

处方:①主穴:膻中、巨阙、郄门、太渊、丰隆。②配穴:脘闷纳呆者加中脘、足三里;痰浊化热者加内庭、合谷、阴陵泉。

4.心气虚弱

处方:①主穴:膻中、巨阙、阴郄、气海、足三里。②配穴:兼见形寒肢冷,舌质淡或紫暗者,为心阳虚,加灸关元、命门。

5.心肾阴虚

处方:①主穴:心俞、肾俞、神门、太溪、三阴交、内关。②配穴:便秘者加天枢、照海。

(三)推拿

1.治疗原则

补心温阳,宣痹止痛。

2.基本治法

取穴及部位:膻中、心俞、厥阴俞、内关穴,胸部任脉循行部位及背部督脉、太阳经循行部位。

手法:一指禅推法、按法、揉法、擦法。

操作:患者取坐位或仰卧位,以一指禅推法结合指按、指揉法在膻中、内关穴操作,各3分钟;揉内关配合深呼吸,5分钟;横擦前胸部,以透热为度。患者取坐位或俯卧位,以一指禅推法结合指按、指揉法在心俞、厥阴俞操作,各3分钟;侧擦背部,以透热为度。

3.辨证加减

(1)胸阳痹阻:以上述手法操作时用力宜重,重推背部太阳经肺俞至膈俞,以泻为主。

(2)阳气虚衰:上述手法操作时用力宜轻,轻摩心俞、厥阴俞,10～20 分钟,以补为主。

(四)小六合针法

治疗组方如下:

(1)内八卦:坎位、离位。

(2)中八卦:坎位、离位。

(3)外八卦:膻中、内关、太溪。

(李娅蓉　赵妍欣　叶潇雅)

第四章　胁　痛

胁痛是以胁肋部疼痛为主要表现的一种病证。胁指侧胸部，为腋以下至第12肋骨部位的统称。

胁痛是肝胆疾病中常见之证，临床有许多病证都是依据胁痛来判断其为肝胆病或与肝胆有关的疾病。

从西医学角度来讲，胁痛主要分为以下几类：

一、肋间神经痛

肋间神经痛是指肋间神经由于各种原因受损而产生的一种胸部肋间或腹部呈带状区疼痛的综合征。临床上自背部胸椎开始沿被侵及的肋间神经走行至前胸部，以半环形、局限性的剧烈放射性疼痛为典型症状。多为刺痛或灼痛、刀割样疼痛，呈持续性或阵发性发作。大多数肋间神经痛为继发性，多是邻近器官和组织的病变侵犯肋间神经所致。如胸内疾病，肋骨外伤和骨折继发性骨痂形成，骨膜炎，肋骨肿瘤，胸椎病变，胸的肿瘤和炎症等均可致肋间神经痛。此外，寒冷及带状疱疹病毒性肋间神经炎均可引起或伴有肋间神经痛。

二、非化脓性肋软骨炎

非化脓性肋软骨炎是肋软骨非特异性疾病，临床上以肋软骨增粗、隆起、伴有明显疼痛和压痛为特征。本病为临床常见病，发病急剧或缓慢，病程长短不一，多迁延数月，甚或可在数年内反复发作。本病多发于青壮年，女性多见。

三、胸壁挫伤

由于胸壁直接受到暴力的撞击或挤压，造成胸壁软组织损伤。胸壁挫伤临床以外伤后局部肿胀、瘀斑、剧烈疼痛为主要表现。本病多发于青壮年人。

四、胆囊炎

胆囊炎有急性和慢性之分。急性胆囊炎为由细菌感染、高度浓缩的胆汁或反流入胆囊的胰液等化学刺激所引起的胆囊炎性疾病，以发热、右上腹痛及压痛、呕吐、白细胞增高等为主要表现。慢性胆囊炎是由各种原因所致的胆囊反复发生的炎症。

五、病毒性肝炎

病毒性肝炎是由肝炎病毒引起的一种消化道传染病，临床以食欲减退、腹胀、恶心、呕吐、肝区痛、乏力等症状为主，部分患者可有黄疸、发热、肝脏肿大且有压痛，伴有肝功能损害。而绝大多数急性肝炎患者在半年内可恢复。病毒性肝炎有甲型、乙型、丙型、丁型和戊型等。甲型只有急性黄疸型和急性无黄疸型隐性感染、亚临床感染，无慢性化，亦无慢性带毒者。乙型临床分为：①急性：无黄疸型、黄疸型。②慢性：迁延型、活动型。③重症肝炎：急性重症、亚急性重症。④淤胆型。⑤无症状慢性HBsAg携带型。

六、胆结石

胆结石是指胆道系统的任何部位发生结石的疾病。其临床表现取决于胆石的状态、所在部位和并发症等，以剧烈的胆绞痛为主要表现。

以上疾病若以胁痛为主要症状，皆可参考本章辨证论治。

【病因病机】

胁痛主要责之于肝胆。因为肝位居于胁下，其经脉循行两胁；胆附于肝，与肝呈表里关系，其脉亦循于两胁。肝为刚脏，主疏泄，性喜条达；主藏血，体阴而用阳。若情志不舒，饮食不节，久病耗伤，劳倦过度，或外感湿热等病因，累及肝胆，导致气滞、血瘀、湿热蕴结，肝胆疏泄不利，或肝阴不足，络脉失养，即可引起胁痛。其具体病因病机分述如下：

一、肝气郁结

若情志不舒，或抑郁，或暴怒气逆，均可导致肝脉不畅，肝气郁结，气机阻滞，不通则痛，发为胁痛。如《金匮翼·胁痛统论》说："肝郁胁痛者，悲哀恼怒，郁伤肝气。"肝气郁结胁痛，日久有化火、伤阴、血瘀之变。故《杂病源流犀烛·肝病源流》又说："气郁，由大怒气逆，或谋虑不决，皆令肝火动甚，以致胠胁肋痛。"

二、瘀血阻络

气行则血行，气滞则血瘀。肝郁气滞可以及血，久则引起血行不畅而瘀血停留，或跌仆闪挫，恶血不化，均可致瘀血阻滞胁络，不通则痛，而成胁痛。故《临证指南医案·胁痛》曰："久病在络，气血皆窒。"《类证治裁·胁痛》谓："血瘀者，跌仆闪挫，恶血停留，按之痛甚。"

三、湿热蕴结

外感湿热之邪，侵袭肝胆，或嗜食肥甘醇酒辛辣，损伤脾胃，脾失健运，生湿蕴热，内外之湿热均可蕴结于肝胆，导致肝胆疏泄不利，气机阻滞，不通则痛，而成胁痛。《素问·刺热论》说："肝热病者……胁满痛。"《证治汇补·胁痛》也曾谓胁痛"至于湿热郁火，劳役房色而病者，间亦有之"。

四、肝阴不足

素体肾虚，或久病耗伤，或劳欲过度，均可使精血亏损，导致水不涵木，肝阴不足，络脉失养，不荣则痛，而成胁痛。正如《金匮翼·胁痛统论》所说："肝虚者，肝阴虚也，阴虚则脉绌急，肝之脉贯膈布胁肋，阴虚血燥，则经脉失养而痛。"

总之，胁痛主要责之于肝胆，且与脾、胃、肾相关。病机转化较为复杂，既可由实转虚，又可由虚转实，而成虚实并见之证；既可气滞及血，又可血瘀阻气，以致气血同病。胁痛的基本病机为气滞、血瘀、湿热蕴结致肝胆疏泄不利，不通则痛；或肝阴不足，络脉失养，不荣则痛。

【临床表现】

本病以胁肋部疼痛为主要特征，其痛或发于一侧，或同时发于两胁。疼痛性质可表现为胀痛、窜痛、刺痛、隐痛，多为拒按，间有喜按者；常反复发作，一般初起疼痛较重，久之则胁肋部隐痛时发。

【诊断】

(1)以胁肋部疼痛为主要特征。

(2)疼痛性质可表现为胀痛、窜痛、刺痛、隐痛，多为拒按，间有喜按者。

(3)反复发作的病史。

(4)血常规、肝功能、胆囊造影、B超等实验室检查有助于诊断。

【辨证要点】

(1)辨外感、内伤:外感胁痛是由湿热外邪侵袭肝胆,肝胆失于疏泄条达而致,伴有寒、热表证,且起病急骤,同时可出现恶心呕吐,目睛发黄,苔黄腻等肝胆湿热症状;内伤胁痛则由肝郁气滞、瘀血内阻或肝阴不足所引起,不伴恶寒、发热等表证,且起病缓慢,病程较长。

(2)辨在气在血:一般来说,气滞以胀痛为主,且游走不定,时轻时重,症状的轻重每与情绪变化有关;血瘀以刺痛为主,且痛处固定不移,疼痛持续不已,局部拒按,入夜尤甚,或胁下有积块。

(3)辨虚实:实证由肝郁气滞、瘀血阻络、外感湿热之邪所致,起病急,病程短,疼痛剧烈而拒按,脉实有力;虚证由肝阴不足、络脉失养所引起,常因劳累而诱发,起病缓,病程长,疼痛隐隐不休而喜按,脉虚无力。

【治疗原则】

胁痛的治疗着眼于肝胆,分虚实而治。实证宜理气,活血通络,清热祛湿;虚证宜滋阴养血柔肝。临床上还应根据"痛则不通""通则不痛"的理论,以及肝胆疏泄不利的基本病机,在各证中适当配伍疏肝理气、利胆通络之品。

【分证论治】

一、西医治疗

1.肋间神经痛

(1)病因治疗:继发性肋间神经痛,应根据不同的病因进行治疗,如切除脊髓肿瘤,抗感染治疗等。

(2)药物治疗:临床常用药物有以下两类:①止痛药物:抗惊厥药(卡马西平片),阿片类止痛药(双氢可待因缓释剂、吗啡、芬太尼贴剂),非阿片类止痛药(布洛芬缓释剂、双氯芬酸胶囊、对乙酰氨基酚片)。②B族维生素与血管扩张剂:维生素 B_{12}、维生素 B_1,给予血管扩张剂如地巴唑、烟酸等。

(3)局部理疗:在排除结核、肿瘤等病变后可采用物理疗法,剧烈疼痛的急性期不宜用热疗,可行间动电流普鲁卡因离子透入高频电或紫外线治疗;疼痛减轻后,则应改用超短波、超声波、感应电及各种热疗。

(4)神经阻滞疗法:对疼痛剧烈或慢性、顽固性疼痛患者,神经阻滞疗法是十分有效的治疗措施之一,包括胸椎旁神经根阻滞、胸椎旁交感神经节阻滞、肋间神经阻滞和局部痛点阻滞。

2.非化脓性肋软骨炎

(1)一般治疗:疼痛发作时,适当休息,减少上肢活动,同时服用止痛、镇痛药物及维生素类营养药物,如维生素 B_1、鱼肝油等。

(2)激素疗法:全身及局部应用肾上腺皮质激素也有助于减轻症状:①强的松片 10 mg,每日 3 次,口服。②亦可用 0.5%~1%普鲁卡因加氢化可的松局部封闭,每 5~7 天一次,3~5 次为一个疗程。

(3)物理疗法:可给予局部热敷、离子导入、超短波或红外线疗法以减轻疼痛。

3.胸壁挫伤

(1)功能疗法:①伤后可嘱患者卧床休息,严重者以绷带包扎以减轻震痛。②于伤后24小时内冷敷以减轻组织充血水肿，24小时后可交替使用冷敷与热敷。③后期可配以理疗(超短波、红外线、频谱治疗仪)。

(2)药物疗法:可口服双氯芬酸钠、塞来昔布等。

(3)阻滞疗法:用0.5%～1%普鲁卡因加醋酸强的松龙12.5 mg于支配疼痛区域的肋间神经阻滞,隔日1次,3次为一个疗程。

4.胆囊炎

(1)急性胆囊炎

1)解痉、镇痛:可使用阿托品肌内注射,硝酸甘油舌下含化,哌替啶等,以解除奥狄(Oddi)括约肌痉挛和疼痛。

2)抗菌治疗:使用抗生素是为了预防菌血症和化脓性并发症,通常以氨苄西林(氨基苄青霉素)、克林霉素(氯林可霉素)和氨基糖苷类联合应用,或选用第二代头孢菌素如头孢孟多(头孢羟唑)或头孢呋辛治疗。

3)利胆药物:50%硫酸镁口服(有腹泻者不用),去氢胆酸片口服,胆酸片口服。

(2)慢性胆囊炎:①利胆药物:可口服50%硫酸镁、去氢胆酸片等。②驱虫疗法:针对病因进行驱虫。③溶石疗法:如为胆固醇结石引起,可用鹅去氧胆酸溶石治疗。

5.病毒性肝炎

(1)一般治疗:①休息:急性肝炎早期,患者应住院或留家隔离治疗休息;慢性肝炎患者应适当休息,病情好转后应注意动静结合,恢复期逐渐增加活动量,但仍应避免过劳。②饮食与营养:低脂清淡饮食,食欲改善后,可适当增加热量和蛋白质,若食欲明显减退且有恶心呕吐，可短期静脉滴注10%～20%的葡萄糖液、维生素和电解质等。禁酒。

（2）保肝治疗：肝功能异常者，可选用还原性谷胱甘肽、甘草酸制剂、双环醇、维生素E等抗炎，减轻过氧化损伤等药物。伴有肝内胆汁淤积的患者，可选用熊去氧胆酸、腺苷蛋氨酸等。

（3）抗病毒治疗：甲型肝炎和戊型肝炎，不需要抗病毒治疗；对于丁型肝炎病毒（hepatitis D virus，HDV）与乙型肝炎病毒（hepatitis B virus，HBV）协同感染所致急性肝炎，无须抗病毒处理，与HBV叠加感染造成慢性肝炎加重时可试用干扰素。

HBV感染所致的急性乙肝，一般不需要抗病毒治疗，但出现下列情况之一时可使用抗病毒治疗：①HBV-DNA＞2000 U/mL。②感染时间超过4周，而HBV-DNA及HBsAg仍未转阴。

HBV感染所致的慢性乙肝常需要抗病毒治疗，其指征为：①HBsAg阳性患者，HBV-DNA≥20000 U/mL；HBsAg阴性患者，HBV-DNA≥2000 U/mL；②ALT持续升高≥2×ULN；③肝硬化，无论有无病毒复制。

乙肝抗病毒药物主要有核苷类似物（替诺福韦、恩替卡韦、替比夫定、拉米夫定）和干扰素。对于初治乙肝患者，优先选用恩替卡韦、替诺福韦或长效干扰素。

针对HCV感染，无论急慢性，均应抗病毒治疗。丙肝抗病毒药物和方案包括：①直接抗病毒药物，如索非布韦、达卡他韦、维帕他韦等；②PR方案，即聚乙二醇干扰素联合利巴韦林；③以上两种方案联合。

无论是乙肝还是丙肝，一旦进入肝硬化阶段，则禁用干扰素抗病毒治疗。

(4)人工肝或者肝移植:对各型重症肝炎患者,可以运用人工肝或肝移植进行治疗。

6.胆结石

(1)一般治疗:胆绞痛发作期,应禁食脂肪类食物;缓解期应忌食富有胆固醇的食物。预防和治疗肠道寄生虫和肠道感染。

(2)增进胆汁排泌:50%硫酸镁 10~50 mL,餐后服用,每日3次;胆盐 0.5~1.0 g,每日3次;去氢胆酸 0.25 g,每日3次,餐后服用;或服用胆酸钠 0.2 g,每日3次。

(3)溶石治疗法:①口服溶石疗法:鹅去氧胆酸最有效的剂量是 14~15 mg/(kg·d),疗程为 6~24 个月;熊去氧胆酸较合理的剂量为 8~10 mg/(kg·d),疗程为 6~12 个月。②灌注溶石疗法:通过"T"形引流管、经皮肝穿胆管置管和经十二指肠乳头插管三种途径灌注胆汁酸和单辛酸、甲叔丁基醚等。

(4)消除胆绞痛:轻度胆绞痛可予卧床休息、右上腹热敷、灌肠排气等,严重胆绞痛应予以禁食、胃肠减压、静脉输液等。

解痉药物可用硝酸甘油片 0.6 mg,每 3~4 小时一次,舌下含化;硝酸异山梨酯片或硝苯地平片 10 mg,每日 3~4 次,口服或舌下含化;阿托品针 0.5 mg,每 3~4 小时一次肌注,并用异丙嗪针每次 2 mg 肌注,可加强镇痛作用。必要时可选用哌替啶针 50~100 g或美沙酮 5~10 mg,肌注。

二、中医中药治疗

(一)中医药辨证治疗

1.肝气郁结

症状:胁肋胀痛,走窜不定,甚至连及胸肩背,且情志不舒则痛增，胸闷，善太息，得嗳气则舒，饮食减少，脘腹胀满，舌苔薄白，脉弦。

治法：疏肝理气。

方药：柴胡疏肝散（柴胡、香附、枳壳、陈皮、川芎、白芍、甘草）。

若气滞及血，胁痛重，酌加郁金、川楝子、延胡索、青皮以增强理气活血止痛之功；若兼见心烦急躁，口干口苦，尿黄便干，舌红苔黄，脉弦数等气郁化火之象，酌加栀子、黄芩、龙胆草等清肝之品；若伴胁痛、肠鸣、腹泻，为肝气横逆，脾失健运之证，酌加白术、茯苓、泽泻、薏苡仁以健脾止泻；若伴有恶心呕吐，是为肝胃不和，胃失和降，酌加半夏、陈皮、藿香、生姜等和胃降逆止呕。

2.瘀血阻络

症状：胁肋刺痛，痛处固定而拒按，疼痛持续不已，入夜尤甚，或胁下有积块，或面色晦暗，舌质紫暗，脉沉弦。

治法：活血化瘀，理气通络。

方药：血府逐瘀汤（桃仁、红花、当归、生地黄、川芎、赤芍、柴胡、桔梗、枳壳、牛膝）。

对于瘀血严重，有明显外伤史者，应以逐瘀为主，方选复元活血汤。方以大黄、桃仁、红花、穿山甲活血祛瘀，散结止痛；当归养血祛瘀；柴胡疏肝理气；天花粉消肿化痰；甘草缓急止痛，调和诸药。还可加三七粉另服，以助祛瘀生新之效。

3.湿热蕴结

症状：胁肋胀痛，触痛明显且拒按，或引及肩背，伴有脘闷纳呆，恶心呕吐，厌食油腻，口干口苦，腹胀尿少，或有黄疸，舌苔黄腻，脉弦滑。

治法：清热利湿，理气通络。

方药：龙胆泻肝汤（龙胆草、栀子、黄芩、柴胡、木通、泽泻、车前子、生地、当归）。

若便秘、腹胀满，为热重于湿，肠中津液耗伤，可加大黄、芒硝以泄热通便存阴。若白睛发黄、尿黄、发热、口渴，可加茵陈、黄柏、金钱草以清热除湿，利胆退黄。久延不愈者，可加三棱、莪术、丹参、当归尾等活血化瘀。对于湿热蕴结的胁痛，祛邪务必要早，除邪务尽，以防湿热胶固，酿成热毒，导致治疗困难。

4.肝阴不足

症状：胁肋隐痛，绵绵不已，遇劳加重，口干咽燥，两目干涩，心中烦热，头晕目眩，舌红少苔，脉弦细数。

治法：养阴柔肝，佐以理气通络。

方药：一贯煎（生地、枸杞、沙参、麦冬、当归、川楝子）。

若两目干涩，视物昏花，可加草决明、女贞子；头晕目眩甚者，可加钩藤、天麻、菊花；若心中烦热，口苦甚者，可加栀子、丹参。肝阴不足所致胁痛，除久病体虚、失血等原因外，尚有因使用香燥理气之品太过所致。一般来说，气滞作胀作痛，病者苦于疼痛胀急，但求一时之快，医者不察病起于虚，急于获效，以致香燥理气太过而伤肝阴，应引以为戒。

（二）针灸

1.肝气郁结

治法：以取足厥阴肝经、足少阳胆经穴为主。

处方：肝俞、期门、太冲、阳陵泉、支沟、外关。口苦加丘墟、大陵。

2.瘀血阻络

治法:以取足厥阴肝经、足少阳胆经穴和背俞穴为主。

处方:肝俞、期门、太冲、阳陵泉、支沟、膈俞、三阴交、行间、血海、大包。痛甚者加神门。

3.湿热蕴结

治法:以取足厥阴肝经、足少阳胆经穴为主。

处方:肝俞、期门、太冲、阳陵泉、支沟、日月、阴陵泉、至阳。呕恶者,加中脘、内关。

4.肝阴不足

治法:以取足厥阴肝经、足太阴脾经穴和背俞穴为主。

处方:肝俞、期门、太冲、阳陵泉、支沟、肾俞、三阴交、血海、行间、太溪。头晕者加百会。

(三)推拿

1.治疗原则

疏经,通络,止痛。

2.基本治法

(1)背俞穴综合手法:首先,在背俞穴上寻找压痛敏感点,找到后即在此施行指揉法,以得气为度。反复寻找,治疗2~3遍,如遇有结节或条索状阳性反应物,可在此施以弹拨法、捋顺法、散法,手法轻重以患者能耐受为度。如无压痛敏感点及阳性反应物,则在胆俞穴上施术。

(2)胆囊区掌揉法:将右掌根置于患者右肋下,行掌揉法,顺、逆时针均可,轻重以病位得气,患者感觉舒适为度,行10~15分钟。

(3)摩腹:多采用大摩腹泻法,或视虚实言补泻,但第一次治疗宜只泻不补，10分钟后或致肠蠕动加快。

(4)胆囊穴点按法：点按双侧胆囊穴、足三里、内关，以得气为度。

(5)辨证加减：①肝气郁结：循胁合推两胁，点膻中，揉章门、期门。②瘀血阻络：揉肝俞、胆俞，点血海、足三里、三阴交。③湿热蕴结：点足三里、条口、丰隆。④肝阴不足：一指禅推中脘、天枢，揉脾俞、胃俞、足三里。

(四)小六合针法

1.治疗组方

(1)内八卦：震位、巽位、离位、艮位。

(2)中八卦：震位、巽位、离位、艮位。

(3)外八卦：日月、阳陵泉。

2.辨证加减

伴有胆结石、胆绞痛者加针太冲、胆囊穴。

(李娅蓉　彭倩　张树国)

第五章 胃 痛

胃痛是由于胃气阻滞，胃络瘀阻，胃失所养，不通导致的以上腹胃脘部疼痛为主症的一种脾胃肠病证。胃痛又称胃脘痛。

本病在脾胃肠病证中最为多见，人群中发病率较高，中药治疗效果颇佳。

本病证以胃脘部疼痛为主症。西医学中的急性胃炎、慢性胃炎、消化性溃疡、胃痉挛、胃下垂、胃黏膜脱垂症、胃神经官能症等疾病，当以上腹部胃脘疼痛为主要临床表现时，均可参照本章辨证论治。

从西医学角度来讲，胃痛主要分为以下几类：

一、胃炎

胃炎是胃黏膜对胃内各种刺激因素的炎症反应，生理性炎症是胃黏膜屏障的组成部分之一，但当炎症使胃黏膜屏障及胃腺结构受损时，则可出现中上腹疼痛、消化不良、上消化道出血甚至癌变。根据其常见的病理生理和临床表现，胃炎可大致分为急性、慢性和特殊类型胃炎。

二、消化性溃疡

消化性溃疡是指胃肠道黏膜被自身消化而形成的溃疡，可发生于食管、胃、十二指肠、胃-空肠吻合口附近以及含有胃黏膜的梅克尔憩室。

三、功能性消化不良

功能性消化不良是指由胃和十二指肠功能紊乱引起症状，而无器质性疾病的一组临床综合征。功能性消化不良是临床上最常见的一种功能性胃肠病。

四、胃下垂

胃下垂是指胃小弯弧线最低点下降至髂嵴连线以下，十二指肠球部向左偏移。胃下垂的主要原因是胃膈韧带与胃肝韧带松弛，以及腹壁肌肉松弛。胃下垂多见于瘦长体型的女性。

以上各类型胃痛均可参考本章辨证论治。

【病因病机】

胃痛的病因主要为外感寒邪、饮食所伤、情志不遂、脾胃虚弱等。

(1)寒邪客胃：寒属阴邪，其性凝滞收引。胃脘上部以口与外界相通，气候寒冷，寒邪由口吸入，或脘腹受凉，寒邪直中，内客于胃，或服药苦寒太过，或寒食伤中，致使寒凝气滞，胃气失和，胃气阻滞，不通则痛。正如《素问·举痛论》所说："寒气客于肠胃之间，膜原之下，血不得散，小络急引，故痛。"

(2)饮食伤胃：胃主受纳腐熟水谷，其气以和降为顺，故胃痛的发生与饮食不节的关系最为密切。若饮食不节，暴饮暴食，损伤脾胃，饮食停滞，可致胃气失和，胃中气机阻滞，不通则痛；或五味过极，辛辣无度，或恣食肥甘厚味，或饮酒如浆，则伤脾碍胃，蕴湿生热，阻滞气机，以致胃气阻滞，不通则痛，皆可导致胃痛。故《素问・痹论》曰:“饮食自倍,肠胃乃伤。”《医学正传・胃脘痛》曰:“初致病之由,多因纵恣口腹,喜好辛酸,恣饮热酒煎煿,复餐寒凉生冷,朝伤暮损,日积月深……故胃脘疼痛。”

(3)肝气犯胃:脾胃的受纳运化,中焦气机的升降,都有赖于肝之疏泄,《素问・宝命全形论》所说的“土得木而达”即是这个意思。所以病理上就会出现木旺克土,或土虚木乘之变。忧思恼怒,情志不遂,肝失疏泄,肝郁气滞,横逆犯胃,以致胃气失和,胃气阻滞,即可发为胃痛。所以《杂病源流犀烛・胃病源流》谓:“胃痛,邪干胃脘病也……唯肝气相乘为尤甚,以木性暴,且正克也。”肝郁日久,又可化火生热,邪热犯胃,导致肝胃郁热而痛。

若肝失疏泄,气机不畅,血行瘀滞,又可形成血瘀,兼见瘀血胃痛。胆与肝相表里,皆属木。胆之通降,有助于脾之运化及胃之和降。《灵枢・四时气》曰:“邪在胆,逆在胃。”若胆病失于疏泄,胆腑通降失常,胆气不降,逆行犯胃,致胃气失和,肝胆胃气机阻滞,也可发生胃痛。

(4)脾胃虚弱:脾与胃相表里,同居中焦,共奏受纳运化水谷之功。脾气主升,胃气主降,胃之受纳腐熟,赖脾之运化升清,所以胃病常累及脾,脾病常累及胃。若素体不足,或劳倦过度,或饮食所伤,或过服寒凉药物,或久病脾胃受损,均可引起脾胃虚弱,中焦虚寒,致使胃失温养,发生胃痛。若是热病伤阴,或胃热火郁,灼伤胃阴,或久服香燥理气之品,耗伤胃阴,胃失濡养,也可引起胃痛。肾为先天之本,阴阳之根。脾胃之阳,全赖肾阳之温煦;脾胃之阴,全赖肾阴之滋养。若肾阳不足,火不暖土,可致脾阳虚,而成脾肾阳虚,胃失温养之胃痛;若肾阴亏虚,肾水不能上济胃阴,可致胃阴虚,而成胃肾阴虚,胃失濡养之胃痛。

此外，若气滞日久，血行瘀滞，或久痛入络，胃络受阻，或胃出血后，离经之血未除，以致瘀血内停，胃络阻滞不通，均可引起瘀血胃痛。《临证指南医案·胃脘痛》早已有关于这种病机的论述："胃痛久而屡发，必有凝痰聚瘀。"若脾阳不足，失于健运，湿邪内生，聚湿成痰成饮，蓄留胃脘，又可致痰饮胃痛。

本病病因，初则多由外邪、饮食、情志不遂所致，病因多单一，病机也单纯，常见寒邪客胃、饮食停滞、肝气犯胃、肝胃郁热、脾胃湿热等证候，表现为实证；久则常见由实转虚，如寒邪日久损伤脾阳，热邪日久耗伤胃阴，多见脾胃虚寒、胃阴不足等证候，则属虚证。因实致虚，或因虚致实，皆可形成虚实并见证，如胃热兼有阴虚，脾胃阳虚兼见内寒，以及兼夹瘀、食、气滞、痰饮等。本病的病位在胃，与肝脾关系密切，也与胆肾有关。基本病机为胃气阻滞，胃络瘀阻，胃失所养，不通则痛。

【临床表现】

胃痛的部位在上腹部胃脘处，俗称"心窝"部。其疼痛的性质表现为胀痛、隐痛、刺痛、灼痛、闷痛、绞痛等，常因病因病机的不同而异，其中尤以胀痛、隐痛、刺痛常见。患者可有压痛，按之其痛或增或减，但无反跳痛。其痛有呈持续性者，也有时作时止者。其痛常因寒暖失宜，饮食失节，情志不舒，劳累等诱因而发作或加重。本病证常伴食欲缺乏、恶心呕吐、吞酸嘈杂等症状。

【诊断】

(1)上腹胃脘部疼痛及压痛。

(2)常伴食欲缺乏、胃脘痞闷胀满、恶心呕吐、吞酸嘈杂等胃气失和的症状。

(3)发病常由饮食不节、情志不遂、劳累、受寒等诱因引起。

(4)上消化道 X 线钡餐透视、纤维胃镜及病理组织学等检查,可见胃、十二指肠黏膜炎症或溃疡等病变,有助于诊断。

【辨证要点】

(1)辨寒热:胃痛多见胃脘冷痛,因饮冷受寒而发作或加重,得热则痛减,遇寒则痛增,伴有面色㿠白、口淡不渴、舌淡苔白等症;热证胃痛多见胃脘灼热疼痛,进食辛辣燥热食物易诱发或加重,喜冷恶热,胃脘得凉则舒,伴有口干口渴、大便干结、舌红苔黄少津、脉数等症。

(2)辨虚实:胃痛多见于久病体虚者,其胃痛隐隐,痛势徐缓而无定处,或摸之莫得其所,时作时止,痛而不胀或胀而时减,饥饿或过劳时易诱发疼痛或致疼痛加重,揉按或得食则疼痛减轻,伴有食少乏力、脉虚等症;实证胃痛多见于新病体壮者,其胃痛兼胀,表现胀痛、刺痛,痛势急剧而拒按,痛有定处,食后痛甚,伴有大便秘结、脉实等症。

(3)辨气血:初痛在气,久痛在血。胃痛且胀,以胀为主,痛无定处,时痛时止,常由情志不舒引起,伴胸脘痞满,喜叹息,得嗳气或矢气则痛减者多属气分;胃痛久延不愈,其痛如刺如锥,持续不解,痛有定处,痛而拒按,伴食后痛增,舌质紫暗,舌下脉络紫暗迂曲者多属血分。

【治疗原则】

胃痛的治疗以理气、和胃、止痛为基本原则,旨在疏通气机,恢复胃腑和顺通降之性,通则不痛,从而达到止痛的目的。胃痛属实者,治以祛邪为主,根据寒凝、食停、气滞、郁热、血瘀、湿热之不同，分别用温胃散寒、消食导滞、疏肝理气、泄热和胃、活血化瘀、清热化湿诸法；属虚者，治以扶正为主，根据虚寒、阴虚之异，分别用温中益气、养阴益胃之法。虚实并见者，则兼用扶正祛邪之法。

【分证论治】

一、西医治疗

(一)胃炎

1.对因治疗

(1)幽门螺杆菌(helicobacter pylori，Hp)相关胃炎：单独应用下表所列药物，均不能有效根除 Hp。这些抗生素在酸性环境下不能正常发挥其抗菌作用，需要联合质子泵抑制剂(proton pump inhibitor，PPI)抑制胃酸后，才能使其发挥作用。常用的联合方案有：1 种 PPI＋2 种抗生素或 1 种铋剂＋2 种抗生素，疗程为 7～14 天。

具有杀灭和抑制 Hp 作用的药物

类型	药物
抗生素	克拉霉素、氨苄西林、甲硝唑、替硝唑、喹诺酮类抗生素、呋喃唑酮、四环素
PPI	埃索美拉唑、奥美拉唑、兰索拉唑、潘托拉唑、雷贝拉唑
铋剂	三钾二枸橼酸铋、果胶铋、次碳酸铋

(2)十二指肠-胃反流：可使用助消化、改善胃肠动力等的药物，如莫沙必利、多潘立酮。

(3)胃黏膜营养因子缺乏：补充复合维生素等，改善胃肠营养，如补充维生素 B_{12}。

2.对症治疗

可用 H_2 受体拮抗剂（法莫替丁、尼扎替丁、雷尼替丁）或PPI（埃索美拉唑、奥美拉唑、兰索拉唑、潘托拉唑、雷贝拉唑）适度抑制或中和胃酸，缓解症状，保护胃黏膜；恶性贫血者需终生注射维生素 B_{12}。

（二）消化性溃疡

消化性溃疡的治疗目标为：去除病因，控制症状，促进溃疡愈合，预防复发和避免并发症。

1.抑制胃酸分泌

（1）H_2 受体拮抗剂：法莫替丁、尼扎替丁、雷尼替丁。

（2）PPI：埃索美拉唑、奥美拉唑、兰索拉唑、潘托拉唑、雷贝拉唑。

2.根除 Hp

常用的联合方案有：1 种 PPI＋2 种抗生素或 1 种铋剂＋2 种抗生素，疗程为 7～14 天。

（3）保护胃黏膜：①铋剂：三钾二枸橼酸铋、果胶铋、次碳酸铋。②弱碱性抗酸剂：常用铝碳酸镁、磷酸铝、硫糖铝、氢氧化凝胶等。

（4）消化性溃疡的治疗方案及疗程：为使溃疡愈合率超过90％，抑酸药物的疗程通常为 4～6 周，部分患者需要 8 周。根除 Hp 所需的 1～2 周疗程可重叠在 4～8 周的抑酸药物疗程内，也可在抑酸疗程结束后进行。

（5）外科手术：存在下列情况时，可考虑手术治疗：①大量出血经药物、胃镜及血管介入治疗无效时；②急性穿孔、慢性穿透溃疡；③瘢痕性幽门梗阻；④胃溃疡疑有癌变。

（三）功能性消化不良

对于功能性消化不良，主要以缓解症状、提高患者的生活质量为目的。遵循综合治疗和个体化治疗的原则。

1.一般治疗

帮助患者认识和理解病情，建立良好的生活和饮食习惯，避免吸烟、喝酒及服用非甾体类抗炎药，避免食用可能诱发症状的食物。注意根据患者不同特点进行心理治疗。失眠、焦虑者可适当服用镇静或抗焦虑药物。

2.药物治疗

目前尚无特效药物，主要是经验性治疗。

(1)抑制胃酸药：一般适用于以上腹痛、上腹灼热感为主要症状的患者，可选择 H_2受体拮抗剂或质子泵抑制剂。

(2)促胃肠动力药：一般适用于以餐后饱胀、早饱为主要症状的患者，可分别选用多潘立酮（每次 10 mg，3 次/日）、莫沙必利（每次 5 mg，3 次/日）或依托必利（每次 50 mg，3 次/日）。对疗效不佳者，可换用或合用抑制胃酸药和促胃肠动力药。

(3)助消化药：消化酶制剂可作为治疗消化不良的辅助用药，改善与进餐相关的上腹胀、食欲差等症状。

(4)抗抑郁药：上述治疗效果欠佳而伴随精神症状明显者可试用抗抑郁药，常用三环类抗抑郁药如阿米替林，选择性抑制 5-羟色胺再摄取的抗抑郁药如帕罗西汀等，宜从小剂量开始应用，注意药物的不良反应。

（四）胃下垂

(1)饮食疗法：少食多餐，吃富有营养的食物，保证有足够的热量。

(2)放置胃托,加强腹肌锻炼。

(3)对症治疗:腹痛者可以用镇痛剂;便秘者可使用一些润滑剂,如睡前口服 0.2 g 酚酞片,不能使用强力泻剂。

二、中医中药治疗

(一)中医药辨证治疗

1.寒邪客胃

症状:胃痛暴作,甚则拘急作痛,得热痛减,遇寒痛增,口淡不渴,或喜热饮,苔薄白,脉弦紧。

治法:温胃散寒,理气止痛。

方药:良附丸(高良姜、香附)。

若寒重,或胃脘突然拘急掣痛拒按,甚则隆起如拳状,可加吴茱萸、干姜、丁香、桂枝;若气滞重,可加木香、陈皮;若郁久化热,寒热错杂,可用半夏泻心汤,辛开苦降,寒热并调;若见寒热身痛等表寒证,可加紫苏、生姜,或加香苏散疏风散寒,行气止痛;若兼见胸脘痞闷不食、嗳气呕吐等寒夹食滞症状,可加枳壳、神曲、鸡内金、半夏以消食导滞,温胃降逆;若胃寒较轻,可局部温熨,或服生姜红糖汤即可散寒止痛。

2.饮食停滞

症状:暴饮暴食后,胃脘疼痛,胀满不消,疼痛拒按,得食更甚,嗳腐吞酸,或呕吐不消化食物,其味腐臭,吐后痛减,不思饮食或厌食,大便不爽,得矢气及便后稍舒,舌苔厚腻,脉滑有力。

治法:消食导滞,和胃止痛。

方药:保和丸(山楂、神曲、莱菔子、半夏、陈皮、茯苓、连翘)。

若脘腹胀甚,可加枳实、厚朴、槟榔行气消滞;若食积化热,可加黄芩、黄连清热泻火;若大便秘结,可合用小承气汤;若胃痛急剧而拒按,大便秘结,苔黄燥,为食积化热成燥,可合用大承气汤通腑泄热,荡积导滞。

3.肝气犯胃

症状:胃脘胀满,攻撑作痛,脘痛连胁,胸闷嗳气,喜长叹息,大便不畅,得嗳气、矢气则舒,遇烦恼郁怒则痛作或痛甚,苔薄白,脉弦。

治法:疏肝理气,和胃止痛。

方药:柴胡疏肝散(柴胡、白芍、川芎、香附、陈皮、枳壳、甘草)。

若胀重,可加青皮、郁金、木香助理气解郁之功;若痛甚,可加川楝子、延胡索理气止痛;若嗳气频作,可加半夏、旋覆花,亦可用沉香降气散降气解郁。

4.肝胃郁热

症状:胃脘灼痛,痛势急迫,喜冷恶热,得凉则舒,心烦易怒,泛酸嘈杂,口干口苦,舌红少苔,脉弦数。

治法:疏肝理气,泄热和中。

方药:丹栀逍遥散合左金丸(柴胡、当归、白芍、薄荷、丹皮、栀子、白术、茯苓、甘草、生姜、黄连、吴茱萸)。

若火邪已伤胃阴,可加麦冬、石斛。肝体阴而用阳,阴常不足,阳常有余,郁久化热,易伤肝阴,此时选药应远刚用柔,慎用过分香燥之品,宜选用白芍、香橼、佛手等理气而不伤阴的解郁止痛药,也可与金铃子、郁金等偏凉性的理气药,或与白芍、甘草等柔肝之品配合应用。若火热内盛,灼伤胃络,而见吐血,并出现脘腹灼痛痞满、心烦便秘、面赤舌红、脉弦数有力等症,可用

《金匮要略》所写的泻心汤，以苦寒泄热，直折其火。

5.瘀血停滞

症状：胃脘疼痛，痛如针刺刀割，痛有定处，按之痛甚，食后加剧，入夜尤甚，或见吐血、黑便，舌质紫暗或有瘀斑，脉涩。

治法：活血化瘀，理气止痛。

方药：失笑散合丹参饮（五灵脂、蒲黄、丹参、檀香、砂仁）。

如痛甚，可加延胡索、三七粉、三棱、莪术，并可加理气之品，如枳壳、木香、郁金。

6.脾胃湿热

症状：胃脘灼热疼痛，嘈杂泛酸，口干口苦，渴不欲饮，口甜黏浊，食甜食则冒酸水，纳呆恶心，身重肢倦，小便色黄，大便不畅，舌苔黄腻，脉象滑数。

治法：清热化湿，理气和中。

方药：清中汤（黄连、栀子、半夏、茯苓、白豆蔻、陈皮、甘草）。

热盛便秘者，加金银花、蒲公英、大黄、枳实；气滞腹胀者，加厚朴、大腹皮。若寒热互结，干噫食臭，心下痞硬，可用半夏泻心汤加减。

7.胃阴亏虚

症状：胃脘隐隐灼痛，似饥而不欲食，口燥咽干，口渴思饮，消瘦乏力，大便干结，舌红少津或光剥无苔，脉细数。

治法：养阴益胃，和中止痛。

方药：益胃汤合芍药甘草汤（沙参、麦冬、生地、玉竹、芍药、甘草）。

若胃阴亏损较甚，可酌加石斛；若兼饮食停滞，可加神曲、山楂等消食和胃；若痛甚，可加香橼、佛手；若脘腹灼痛，嘈杂反酸，可加左金丸；若胃热偏盛，可加生石膏、知母、芦根清胃泄热，或用清胃散；若日久肝肾阴虚，可加山茱萸、玄参滋补肝肾；若日久胃阴虚难复，可加乌梅、山楂肉、木瓜等酸甘化阴。

8.脾胃虚寒

症状：胃痛隐隐，绵绵不休，冷痛不适，喜温喜按，空腹痛甚，得食则缓，劳累、食冷或受凉后疼痛发作或加重，泛吐清水，食少，神疲乏力，手足不温，大便溏薄，舌淡苔白，脉虚弱。

治法：温中健脾，和胃止痛。

方药：黄芪建中汤（黄芪、饴糖、桂枝、白芍、大枣、生姜、炙甘草）。

泛吐清水较重者，可加干姜、吴茱萸、半夏、茯苓等温胃化饮；寒盛者可用附子理中汤或大建中汤温中散寒；脾虚湿盛者，可合二陈汤；兼见腰膝酸软、头晕目眩、形寒肢冷等肾阳虚症状者，可加附子、肉桂、巴戟天、仙茅，或合用肾气丸、右归丸之类的药物以助肾阳，温脾和胃。

（二）针灸

治法：和胃止痛，主要取募穴、下合穴。

主穴：中脘、内关、足三里。

加减：寒邪客胃加胃俞、梁丘；饮食停滞加梁门、下脘；肝气犯胃加期门、太冲；瘀血停滞加膈俞、三阴交；胃阴不足加胃俞、太溪、三阴交；脾胃虚寒加神阙、气海、脾俞、胃俞。

（三）推拿

1.治疗原则

推拿的治疗原则为理气止痛。

2.基本治法

(1)胃脘部操作

取穴及部位:中脘、建里、天枢、气海、关元、足三里。

手法:一指禅推法、摩法、揉法、按法。

操作:患者取仰卧位。医者于患者右侧,先用轻快的一指禅推法结合四指摩法在胃脘部治疗,重点按揉中脘、气海、天枢等穴,继而用一指禅推法结合按揉法,在足三里穴约操作10分钟。

(2)背部操作

取穴及部位:膈俞、肝俞、胆俞、脾俞、胃俞、三焦俞。

手法:一指禅推法、按法、揉法、擦法。

操作:患者取俯卧位。医者于患者左侧,用一指禅推法,沿背部膀胱经自膈俞至三焦俞往返操作5～10遍,然后用较重的按揉法于膈俞、肝俞、脾俞、胃俞、三焦俞穴操作,时间约5分钟。沿膀胱经循行部位施以擦法,以透热为度。

(3)肩臂及胁部操作

取穴及部位:肩井、曲池、手三里、内关、合谷。

手法:一指禅推法、拿法、搓法、揉法、按法。

操作:患者取坐势,一指禅推法结合拿法、揉法、按法,在肩井、手三里、内关、合谷等穴做较强刺激的操作,然后于肩臂和两胁往返10～20遍。

3.辨证加减

(1)病邪阻滞:用较重的点法、按法治疗脾俞、胃俞、大肠俞、八髎、足三里,时间约2分钟;用擦法在左侧背部治疗(T_7～T_{12}),以透热为度。顺时针方向摩腹,重点在中脘、天枢穴。

(2)脏腑失调:用柔和的一指禅推法结合揉法,自天突向下至中脘穴治疗，重点在膻中、气海、关元，在气海穴治疗的时间可适当延长；然后轻柔地按揉两侧章门、期门，时间约 3 分钟；用较重的手法按揉背部肝俞、胆俞、膈俞。轻推、擦足三里穴，直擦背部督脉，横擦左侧背部（T_7～T_{12}）及腰部肾俞、命门穴，以透热为度。

（四）小六合针法

1.治疗组方

内八卦：中土、艮位、震位、巽位。

中八卦：艮位、震位、巽位、中脘。

外八卦：足三里、太冲、阳陵泉、期门。

2.辨证加减

寒邪客胃者加针离位，艾灸神阙及中脘；脾胃虚寒者加针坤位、内关、公孙；饮食所伤，消化不良者加针内庭。

（程琳　李婧　张方　彭倩）

第六章　腹　痛

腹痛是指以胃脘以下,耻骨毛际以上部位发生疼痛为主要表现的一种脾胃肠病证。多种原因导致脏腑气机不利,经脉气血阻滞,脏腑经络失养,皆可引起腹痛。

内科腹痛作为临床上的常见症状,可见于西医学的许多疾病当中,如急慢性胰腺炎、胃肠痉挛、不完全性肠梗阻、结核性腹膜炎、腹型过敏性紫癜、肠易激综合征、消化不良性腹痛等。当这些疾病以腹痛为主要表现,并能排除外科、妇科疾病时,均可参考本章辨证论治。

从西医学角度来讲,引起腹痛的疾病主要有以下几种:

一、机械性肠梗阻

机械性肠梗阻是指由于机械因素造成肠腔狭窄或闭塞,致使肠内容物通过障碍所致的疾病,临床以腹痛、腹胀、呕吐、便秘和停止排气为主要表现。

二、肠易激综合征

肠易激综合征是一种以腹痛或腹部不适伴排便习惯改变为特征而无器质性病变的常见功能性肠病。

三、结核性腹膜炎

结核性腹膜炎是由结核分枝杆菌引起的慢性弥漫性腹膜感染。

四、急性胰腺炎

急性胰腺炎是由多种病因导致胰腺组织自身消化所致的胰腺水肿、出血及坏死等炎性损伤。急性胰腺炎临床以急性上腹痛及血淀粉酶或脂肪酶升高为特点。多数患者病情轻，预后好；少数患者可伴发多器官功能障碍及胰腺局部并发症，死亡率高。

五、慢性胰腺炎

慢性胰腺炎是指由各种原因导致的胰腺局部、节段性或弥漫性的慢性进展性炎症，导致胰腺组织和(或)胰腺功能不可逆损害。临床上表现为反复发作性或持续性腹痛、腹泻或脂肪泻，消瘦，黄疸，腹部包块和糖尿病。

六、腹型过敏性紫癜

除皮肤紫癜外，因消化道黏膜及腹膜脏层毛细血管受累而产生一系列消化道症状及体征如恶心、呕吐、呕血、腹泻及黏液便、便血等。其中腹痛最为常见，常为阵发性绞痛，多位于脐周下腹或全腹，发作时可因腹肌紧张及明显压痛、肠鸣音亢进而误诊为外科急腹症。幼儿可因肠壁水肿、蠕动增强等而致肠套叠。腹部症状、体征多与皮肤紫癜同时出现，偶可发生于紫癜之前。

以上各类型的腹痛均可参考本章辨证论治。

【病因病机】

腹内有肝、胆、脾、肾、大肠、小肠、膀胱等诸多脏腑，并是足三阴、足少阳、手阳明、足阳明、冲、任、带等诸多经脉循行之处。

因此，腹痛的病因病机也比较复杂。凡外邪入侵，饮食所伤，情志失调，跌仆损伤，气血不足，以及阳气虚弱等原因，引起腹部脏腑气机不利，经脉气血阻滞，脏腑经络失养，均可发生腹痛。

一、外邪入侵

六淫外邪，侵入腹中可引起腹痛。伤于风寒，则寒凝气滞，导致脏腑经脉气机阻滞，不通则痛。因寒性收引，故寒邪外袭，最易引起腹痛。如《素问·举痛论》曰："寒气客于肠胃，厥逆上出，故痛而呕也。寒气客于小肠，小肠不得成聚，故后泄腹痛矣。"若伤于暑热，外感湿热，或寒邪不解，郁久化热，热结于肠，腑气不通，气机阻滞，也可发为腹痛。

二、饮食所伤

饮食不节，暴饮暴食，损伤脾胃，饮食停滞；恣食肥甘厚腻辛辣，酿生湿热，蕴蓄肠胃；误食馊腐，饮食不洁，或过食生冷，致寒湿内停等，均可损伤脾胃，腑气通降不利，气机阻滞，而发生腹痛。如《素问·痹论》曰："饮食自倍，肠胃乃伤。"

三、情志失调

抑郁恼怒，肝失条达，气机不畅；或忧思伤脾，或肝郁克脾，肝脾不和，气机不利，均可引起脏腑经络气血郁滞，引起腹痛。如《证治汇补·腹痛》所说："暴触怒气，则两胁先痛而后入腹。"若气滞日久，还可致血行不畅，形成气滞血瘀腹痛。

四、瘀血内阻

跌仆损伤，络脉瘀阻，或腹部手术，血络受损，或气滞日久，血行不畅，或腹部脏腑经络疾病迁延不愈，久病入络，皆可导致瘀血内阻，而成腹痛。《血证论·瘀血》云："瘀血在中焦，则腹痛胁痛;瘀血在下焦,则季胁、少腹胀满刺痛,大便色黑。”

五、阳气虚弱

素体脾阳不足,或过服寒凉,损伤脾阳,内寒自生,渐至脾阳虚衰,气血不足;或肾阳素虚,或久病伤及肾阳,而致肾阳虚衰,均可致脏腑经络失养,阴寒内生,寒阻气滞而生腹痛。正如《诸病源候论·久腹痛》所说:“久腹痛者,脏腑虚而有寒,客于腹内,连滞不歇,发作有时。发则肠鸣而腹绞痛,谓之寒中。”

综上所述,腹痛的病因病机,不外乎寒、热、虚、实、气滞、血瘀六个方面,但其间常常相互联系,相互影响,相因为病,或相兼为病,病变复杂。如寒邪客久,郁而化热,可致热邪内结腹痛;气滞日久,可成血瘀腹痛等。腹痛的部位在腹部,脏腑病位或在脾,或在肠,或在气在血,或在经脉,需视具体病情而定,所在不一。形成本病的基本病机是脏腑气机不利,经脉气血阻滞,脏腑经络失养,不通则痛。

【临床表现】

腹痛部位在胃脘以下,耻骨毛际以上,疼痛范围可以较广,也可局限在大腹、胁腹、少腹或小腹。疼痛性质可表现为隐痛、胀痛、冷痛、灼痛、绞痛、刺痛等,腹部外无胀大之形,腹壁按之柔软,可有压痛,但无反跳痛,其痛可呈持续性,亦可时缓时急,时作时止,或反复发作。疼痛的发作和加重,常与饮食、情志、受凉、劳累等诱因有关。起病或缓或急,病程有长有短,常伴有腹胀,嗳气,矢气,以及饮食、大便异常等脾胃症状。

【诊断】

(1)以胃脘以下,耻骨毛际以上部位的疼痛为主要表现,腹壁按之柔软，可有压痛，但无肌紧张及反跳痛。

（2）常伴有腹胀，矢气，以及饮食、大便异常等脾胃症状。

（3）起病多缓慢，腹痛的发作和加重常与饮食、情志、受凉、劳累等诱因有关。

（4）腹部X线、B超、结肠镜、大便常规等实验室检查有腹部相关脏腑的异常能排除外科、妇科腹痛，以及其他内科病证中出现的腹痛症状。

【辨证要点】

（1）辨寒热虚实：腹痛拘急冷痛，疼痛暴作，痛无间断，腹部胀满，肠鸣切痛，遇冷痛剧，得热则痛减者，为寒痛；腹痛灼热，时轻时重，腹胀便秘，得凉而痛减者，为热痛；痛势绵绵，喜揉喜按，时缓时急，痛而无形，饥则痛增，得食痛减者，为虚痛；痛势急剧，痛时拒按，痛而有形，疼痛持续不减，得食则甚者，为实痛。

（2）辨在气在血：腹痛胀满，时轻时重，痛处不定，攻撑作痛，得嗳气矢气则胀痛减轻者，为气滞痛；腹部刺痛，痛无休止，痛处不移，痛处拒按，入夜尤甚者，为血瘀痛。

（3）辨急缓：突然发病，腹痛较剧，伴随症状明显，因外邪入侵、饮食所伤而致者，属急性腹痛；发病缓慢，病程迁延，腹痛绵绵，痛势不甚，多由内伤情志、脏腑虚弱、气血不足所致者，属慢性腹痛。

（4）辨部位：诊断腹痛，辨其发生在哪一位置往往不难，辨证时应主要明确与脏腑的关系。大腹疼痛，多为脾胃、大小肠受病；胁腹、少腹疼痛，多为足厥阴肝经及大肠受病；小腹疼痛，多为肾、膀胱病变；绕脐疼痛，多属虫病。

【治疗原则】

腹痛的治疗以“通”为大法，进行辨证论治：实则泻之，虚则补之，热者寒之，寒者热之，滞者通之，瘀者散之。腹痛以“通”为治疗大法，依据“痛则不通，通则不痛”的病理生理而制定。肠腑以通为顺，以降为和，肠腑病变而用通利，因势利导，使邪有出路，腑气得通，腹痛自止。但通常所说的治疗腹痛的通法，属广义的“通”，并非单指攻下通利，而是在辨明寒热虚实而辨证用药的基础上适当辅以理气、活血、通阳等疏导之法，标本兼治。如《景岳全书·心腹痛》曰：“凡治心腹痛证，古云痛随利减，又曰通则不痛，此以闭结坚实者为言。若腹无坚满，痛无结聚，则此说不可用也。其有因虚而作痛者，则此说更如冰炭。”《医学真传·腹痛》谓：“夫通则不痛，理也。但通之之法，各有不同，调气以和血，调血以和气，通也；下逆者使之上行，中结者使之旁达，亦通也。虚者，助之使通，寒者，温之使通，无非通之之法也。若必以下泄为通，则妄矣。”

【分证论治】

一、西医治疗

（一）机械性肠梗阻

(1)纠正脱水、电解质紊乱和酸碱失衡：及时从静脉补充水、电解质、血浆或全血可稳定血压、脉搏，恢复体温、皮肤颜色和弹性，静脉灌注适量。补液开始时用等渗葡萄糖盐水，尿量恢复后需要适量补钾。在晚期单纯性肠梗阻或绞窄性肠梗阻时，血浆或气血丢失引起休克，必须补给血浆、全血或血浆代用品。出现酸中毒时，应给予乳酸钠或碳酸氢钠。禁忌钠盐者，可用三羟甲基氨基甲烷。

(2)胃肠减压:是治疗肠梗阻的主要方法之一,可吸出胃肠道内的气体和液体,从而减轻腹胀,降低肠腔内的压力,改善肠壁血循环。一般采用较短的单腔管胃管,但对低位肠梗阻,可采用长的双腔 M-A 管。

(3)控制感染和毒血症:应用抗生素,对防治细菌感染,从而减少毒素的产生有一定作用。

(4)手术疗法:绝大多数机械性肠梗阻需要外科手术解除。手术适应证是:①绞窄性肠梗阻,应尽早手术。②先天畸形引起的肠梗阻。③疑为肿瘤引起的肠梗阻。④非手术治疗 48 小时不缓解。

(二)肠易激综合征(irritable bowel syndrome, IBS)

(1)一般治疗:详细询问病史以求发现促发因素,并设法予以去除。告知患者 IBS 的诊断并详细解释疾病的性质,以解除患者顾虑和提高患者对治疗的信心,是治疗最重要的一步。教育患者建立良好的生活习惯,饮食上应避免诱发症状的食物。高纤维食物有助于改善便秘。对伴有失眠、焦虑者,可适当给予镇静药。

(2)药物对症治疗:①解痉药:匹维溴胺为选择性作用于胃肠道平滑肌的钙通道阻滞剂,对腹痛亦有一定疗效,用法为每次 50 mg,3 次/日。②止泻药:洛哌丁胺或地芬诺酯止泻效果好,适用于腹泻症状较重者。轻症者宜使用吸附止泻药如蒙脱石、药用炭等。③泻药:对便秘型患者,酌情使用泻药,常用渗透性轻泻剂如聚乙二醇、乳果糖或山梨醇,容积性泻药如甲基纤维素等。④抗抑郁药:对腹痛症状重,上述治疗无效且精神症状明显者可试用抗抑郁药，常用三环类抗抑郁药如阿米替林、选择性抑制5-羟色胺再摄取的抗抑郁药如帕罗西汀等。⑤肠道微生态制剂，如双歧杆菌、乳酸杆菌、酪酸菌等制剂，可纠正肠道菌群失调，对腹泻腹胀有一定疗效。

(3)心理和行为疗法：症状严重而顽固者，若经一般治疗和药物治疗无效，应考虑予以心理行为治疗，包括心理治疗、认知疗法、催眠疗法和生物反馈疗法等。

(三)结核性腹膜炎

(1)抗结核化学药物治疗：常用的抗结核化学药物包括异烟肼、利福平、吡嗪酰胺、乙胺丁醇、链霉素、抗结核药品固定剂量复合制剂。抗结核化学药物的选择、用法、疗程及毒性反应宜参阅有关专门性著作，在应用于结核性腹膜炎时要注意：①药物选择有所加强，一般采用异烟肼、链霉素、对氨基水杨酸钠常规化疗；对粘连合并渗出或干酪样坏死的患者，应加强抗结核化疗的联合应用，一般用3～4种药物联合强化治疗，包括异烟肼、利福平、吡嗪酰胺，或另选链霉素、乙胺丁醇，治疗2个月后，继续用异烟肼和利福平联合治疗7个月。②本病多继发于体内其他结核病，故多数已接受过抗结核治疗，对已抗药的患者，临床上参考患者过去详细用药情况，选用以往少用或未用的药物，制订联合用药方案。③对有血行播散或严重结核毒性症状者，可加用肾上腺糖皮质激素短期治疗。对粘连或干酪型病例，由于大量纤维增生，药物不易进入病灶，应联合用药，适当延长疗程。

(2)如有大量腹水，可适当放腹水以减轻症状。

(3)手术治疗适应证：①并发完全性或不全性肠梗阻，内科治疗无好转。②急性肠穿孔，或腹腔脓肿经抗生素治疗未见好转。③肠瘘经抗结核化疗与加强营养而未能闭合。④本病诊断有困难，与急腹症不能鉴别时，可开腹探查。

(4)患者教育：应多休息，避免合并其他感染。加强营养，给予易消化、营养丰富的食物；肠道不全梗阻时，应进食流质或半流质食物；肠梗阻明显时，应暂禁食，及时就医。按时服药，坚持全疗程治疗；定期随访，评价疗效，监测药物不良反应。

(四)急性胰腺炎

急性胰腺炎治疗的两大任务：①寻找并去除病因；②控制炎症。

急性胰腺炎，即使是重症胰腺炎，也应尽可能采用内科及内镜治疗。临床实践表明，重症急性胰腺炎时经历大的手术创伤将加重全身炎症反应，增加死亡率。如诊断为胆源性急性胰腺炎，宜尽可能在本次住院期间完成内镜治疗或在康复后择期行胆囊切除术，避免今后复发。胰腺局部并发症可通过内镜或外科手术治疗。

1.监护

从炎症反应到器官功能障碍至器官衰竭，可经历时间不等的发展过程，病情变化较多，应予细致的监护，根据症状、体征、实验室检测、影像学变化及时了解病情发展。高龄、肥胖、妊娠等患者是重症急性胰腺炎的高危人群，采用APACHEⅡ评分有助于动态评估病情程度。

2.器官支持

(1)液体复苏：旨在迅速纠正组织缺氧，也是维持血容量及水、电解质平衡的重要措施。病情发展快的患者与胰周大量渗出有关。因此，如心功能允许，在最初的48小时，静脉补液量及速度为200～250 mL/h，或使尿量维持在0.5 mL/(kg·h)以上。补液不充分是重症急性胰腺炎的常见原因之一。中心静脉压对指导补液量及速度有一定帮助，但急性胰腺炎时，因腹胀、麻痹性肠梗阻使腹腔压力异常升高可影响中心静脉压的准确性，应予注意。此外，还应根据病情补充白蛋白、血浆或血浆代用品，维持血浆胶体渗透压。组织中乳酸堆积，代谢性酸中毒较常见，应积极补充碳酸氢钠。

(2)呼吸功能支持：轻症患者可予鼻导管、面罩给氧，力争使动脉氧饱和度高于95%。当出现急性肺损伤、呼吸窘迫时，应给予正压机械通气，并根据尿量、血压、动脉血pH值等参数调整补液量，总液量宜维持在2000 mL以下，且适当使用利尿剂。

(3)肠功能维护：导泻及口服抗生素有助于减轻肠腔内细菌、毒素在肠屏障功能受损时的细菌移位及减轻肠道炎症反应。早期营养支持有助于肠黏膜屏障的修复。

(4)连续性血液净化：当患者出现急性肾功能不全时，连续性血液净化通过选择或非选择性吸附剂的作用，清除体内有害的代谢产物或外源性毒物，达到净化血液的目的。重症急性胰腺炎患者早期使用连续性血液净化，有助于清除部分炎症介质，有利于患者肺、肾、脑等重要器官功能改善和恢复，避免疾病进一步恶化。

3.减少胰液分泌

(1)禁食：食物是胰液分泌的天然刺激物，起病后短期禁食可降低胰液分泌，减轻自身消化。

(2)抑制胃酸：胃液也可促进胰液分泌，适当抑制胃酸可减少胰液量，缓解胰管内高压。

(3)生长抑素及其类似物:天然生长抑素由胃肠黏膜D细胞合成,它可抑制胰泌素和缩胆囊素刺激的胰液基础分泌。急性胰腺炎时,循环中生长抑素水平显著降低,可予外源性补充生长抑素250~500 μg/h,或生长抑素类似物奥曲肽25~50 μg/h,持续静脉滴注。

4.镇痛

多数患者在静脉滴注生长抑素或奥曲肽后,腹痛可得到明显缓解。对严重腹痛者,可肌内注射哌替啶止痛,每次50~100 mg。由于吗啡可增加Oddi括约肌压力,胆碱能受体拮抗剂如阿托品可诱发或加重肠麻痹,故均不宜使用。

5.急诊内镜或外科手术治疗去除病因

对胆总管结石性梗阻、急性化脓性胆管炎、胆源性败血症等胆源性急性胰腺炎,应尽早行治疗性内镜逆行胰胆管造影(endoscopic retrograde cholangiopanc reatograpny, ERCP)。内镜下Oddi括约肌切开术、取石术、放置鼻胆管引流等既有助于降低胰管内高压,又可迅速控制感染。

6.预防和抗感染

急性胰腺炎本是化学性炎症,其感染源多来自肠道。预防胰腺感染可采取:①导泻清洁肠道,口服抗生素可进一步清除肠腔内及已进入门静脉系统的致病菌。②尽早恢复肠内营养,有助于受损的肠黏膜修复,减少细菌移位。③当胰腺坏死超过30%时,胰腺感染风险增加,可预防性给予亚胺培南。

7.营养支持

当病情缓解时,应尽早过渡到肠内营养。恢复饮食应从少量、无脂、低蛋白饮食开始,逐渐增加食量和蛋白质,直至恢复正常饮食。

8.择期内镜、腹腔镜或手术去除病因

胆总管结石、胰腺分裂、胰管先天性狭窄、胆囊结石、慢性胰腺炎、壶腹周围癌、胰腺癌等多在急性胰腺炎恢复后择期手术，尽可能选用微创方式。

(五)慢性胰腺炎

慢性胰腺炎治疗所追求的目标是消除病因、控制症状、改善胰腺功能、治疗并发症和提高生活质量等。

1.腹痛的治疗

腹痛是慢性胰腺炎最常见的症状，也是患者就诊的主要原因，治疗方法包括药物治疗、内镜治疗和手术治疗。

(1)药物治疗：口服胰制剂、皮下注射奥曲肽及非阿片类止痛药可缓解部分腹痛。顽固性、非梗阻性疼痛可行CT、超声内镜检查术(endoscopic ultrasonography, EUS)引导下腹腔神经阻滞术。

(2)内镜治疗：ERCP下行胰管括约肌切开、胰管取石术及胰管支架置入术等。

(3)手术治疗：当内镜治疗失败或疼痛复发时，可考虑手术治疗。

2.胰腺外分泌功能不全的治疗

采用高活性、肠溶性胰酶替代治疗并辅助饮食疗法，胰酶应餐中服用，同时应用PPI或H_2受体拮抗剂抑制胃酸分泌，可减少胃酸对胰酶的破坏，提高药物疗效。胰酶剂量可根据患者腹泻、腹胀的程度进行调节。

3.胰腺内分泌功能不全的治疗

患者如合并糖尿病,可给予胰岛素治疗。

4.自身免疫性胰腺炎的治疗

糖皮质激素是治疗自身免疫性胰腺炎的有效方法。常用药物为泼尼松(口服),初始剂量为 30～40 mg/d,症状缓解后可逐渐减量至 5 mg/d。

5.外科治疗

慢性胰腺炎的手术指征:①内科或内镜处理不能缓解的疼痛;②胰管结石、胰管狭窄伴胰管梗阻;③发生胆道梗阻、十二指肠梗阻、门静脉高压和胰性腹水或囊肿等并发症;④不能排除癌变者。

(六)腹型过敏性紫癜

1.消除致病因素

防治感染,清除局部病灶(如扁桃体炎等),驱除肠道寄生虫,避免可能致敏的食物及药物等。

2.一般治疗

(1)抗组胺药:盐酸异丙嗪、氯苯那敏(扑尔敏)、阿司咪唑(息斯敏)、氯雷他定(开瑞坦)、西咪替丁及静脉注射钙剂等。

(2)改善血管通透性的药物:维生素 C、曲克芦丁、卡巴克络等。

(3)糖皮质激素:一般用泼尼松 30 mg/d,顿服或分次口服。重症者可用氢化可的松 100～200 mg/d,或地塞米松 5～15 mg/d,静脉滴注,症状减轻后改为口服。糖皮质激素疗程一般不超过 30 天。

(4)对症治疗:腹痛较重者可口服或皮下注射阿托品或山莨

若碱(654-2);关节痛可酌情用止痛药;呕吐重者可用止吐药;伴发呕血、血便者,可用奥美拉唑等治疗。

(5)其他:如上述治疗效果不佳或近期内反复发作,可酌情使用免疫抑制剂,如硫唑嘌呤、环孢素、环磷酰胺等。

二、中医中药治疗

(一)中医药辨证治疗

1.寒邪内阻

症状:腹痛急起,剧烈拘急,得温痛减,遇寒尤甚,恶寒身蜷,手足不温,口淡不渴,小便清长,大便自可,苔薄白,脉沉紧。

治法:温里散寒,理气止痛。

方药:良附丸合正气天香散(高良姜、干姜、紫苏、乌药、香附、陈皮)。

若腹中雷鸣切痛,胸胁逆满,呕吐,为寒气上逆,用附子粳米汤温中降逆;若腹中冷痛,周身疼痛,内外皆寒,用乌头桂枝汤温里散寒;若少腹拘急冷痛,寒滞肝脉,用暖肝煎暖肝散寒;若腹痛拘急,大便不通,寒实积聚,用大黄附子汤以泻寒积;若脐中痛不可忍,喜温喜按,为肾阳不足,寒邪内侵,用通脉四逆汤温通肾阳。

2.湿热积滞

症状:腹部胀痛,痞满拒按,得热痛增,遇冷则减,胸闷不舒,烦渴喜冷饮,大便秘结,或溏滞不爽,身热自汗,小便短赤,苔黄燥或黄腻,脉滑数。

治法:通腑泄热,行气导滞。

方药:大承气汤(大黄、芒硝、厚朴、枳实)。

本方适宜热结肠中,或热偏盛者。若燥结不甚,大便溏滞不爽，苔黄腻，湿象较显，可去芒硝，加栀子、黄芩、黄柏苦寒清热燥湿；若少阳、阳明合病，两胁胀痛，大便秘结，可用大柴胡汤；若兼食积，可加莱菔子、山楂以消食导滞；病程迁延者，可加桃仁、赤芍以活血化瘀。

3.饮食停滞

症状：脘腹胀痛，疼痛拒按，嗳腐吞酸，厌食，痛而欲泻，泻后痛减，粪便奇臭，或大便秘结，舌苔厚腻，脉滑。多有伤食史。

治法：消食导滞。

方药：枳实导滞丸（大黄、枳实、神曲、黄芩、黄连、泽泻、白术、茯苓）。

若食滞较轻，脘腹胀闷，可用保和丸消食化滞；若食积较重，也可用枳实导滞丸合保和丸化裁。

4.气机郁滞

症状：脘腹疼痛，胀满不舒，痛引两胁，时聚时散，攻窜不定，得嗳气矢气则舒，遇忧思恼怒则剧，舌红，苔薄白，脉弦。

治法：疏肝解郁，理气止痛。

方药：柴胡疏肝散（柴胡、枳壳、香附、陈皮、芍药、甘草、川芎）。

若气滞较重，胁肋胀痛，加川楝子、郁金以助疏肝理气止痛之功；若痛引少腹睾丸，加橘核、川楝子以理气散结止痛；若腹痛肠鸣，气滞腹泻，可用痛泻要方以疏肝调脾，理气止痛；若少腹绞痛，阴囊寒疝，可用天台乌药散以暖肝温经，理气止痛；肠胃气滞，腹胀肠鸣较著，矢气即减者，可用四逆散合五磨饮子疏肝理气降气，调中止痛。

5.瘀血阻滞

症状：腹痛如锥如刺，痛势较剧，腹内或有结块，痛处固定而拒按，经久不愈，舌质紫暗或有瘀斑，脉细涩。

治法：活血化瘀，理气止痛。

方药：少腹逐瘀汤（当归、川芎、赤芍、蒲黄、五灵脂、没药、延胡索、小茴香、肉桂、干姜）。

若瘀热互结，可去肉桂、干姜，加丹参、赤芍、丹皮等化瘀清热；若腹痛气滞明显，加香附、柴胡以行气解郁；若腹部术后作痛，可加泽兰、红花、三棱、莪术，并合用四逆散以增破气化瘀之力；若跌仆损伤作痛，可加丹参、王不留行，或吞服三七粉、云南白药以活血化瘀；若少腹胀满刺痛，大便色黑，属下焦蓄血，可用桃核承气汤活血化瘀，通腑泄热。

6.中虚脏寒

症状：腹痛绵绵，时作时止，痛时喜按，喜热恶冷，得温则舒，饥饿劳累后加重，得食或休息后减轻，神疲乏力，气短懒言，形寒肢冷，胃纳不佳，大便溏薄，面色不华，舌质淡，苔薄白，脉沉细。

治法：温中补虚，缓急止痛。

方药：小建中汤（桂枝、饴糖、生姜、大枣、芍药、甘草）。

若产后或失血后，证见血虚，可加当归养血止痛；食少，饭后腹胀者，可加谷芽、麦芽、鸡内金健胃消食；大便溏薄者，可加芡实、山药健脾止泻；若寒偏重，症见形寒肢冷、肠鸣便稀、手足不温，则用附子理中汤温中散寒止痛；腰酸膝软，夜尿增多者，加补骨脂、肉桂温补肾阳；若腹中大寒痛，呕吐肢冷，可用大建中汤温中散寒。

（二）针灸

治法：通调腑气，缓急止痛，主要取相应的募穴、下合穴。

主穴：中脘、天枢、关元、足三里。

加减：寒邪内阻加神阙；饮食积滞加下脘、梁门；肝郁气滞加期门、太冲；中虚脏寒加脾俞、神阙；瘀血阻滞加阿是穴、膈俞；脐周疼痛加上巨虚；脐下疼痛加下巨虚；少腹疼痛加曲泉。

（三）小六合针法

1.治疗组方

内八卦：中土、艮位、乾位。

中八卦：艮位、乾位、中脘、天枢。

外八卦：足三里、上巨虚、下巨虚等。

2.辨证加减

脾阳不振，腹痛绵绵者加内、中八卦的坤位，外八卦足三里、章门、太白等；饮食停滞，脘腹胀满者加内、中八卦的坤位，外八卦的内庭、太溪等；肝郁不疏，情志失调者如胆结石、胆囊炎患者等，加内、中八卦的震位、巽位，外八卦的期门、日月、阳陵泉、太冲等；其他腹部脏器引起的疼痛如急慢性阑尾炎、肾或输尿管结石、大小肠疾病和一些妇科疾病，可根据各脏腑所处的不同位置配合方位治疗，同时可配合内、中八卦腹部的募穴，病情较重时可配合外八卦相应脏腑的原穴、募穴、郄穴等进行治疗。

（李娅蓉　程琳　李婧）

第七章　腰　痛

腰痛是指腰部感受外邪，或因劳伤，或由肾虚而引起气血运行失调，脉络绌急，腰府失养所致的以腰部一侧或两侧疼痛为主要症状的一类病证。

西医学中的风湿性腰痛、腰肌劳损、脊柱病变之腰痛等，可参照本章辨证论治。

一、腰椎间盘突出症

腰椎间盘突出症是在椎间盘退行性变的基础上，因负重或脊柱运动，椎间盘受到急性或慢性损伤，致纤维环破裂、髓核突出，压迫邻近神经根而出现的病变，为腰腿痛常见病因之一。

二、慢性腰肌劳损

慢性腰肌劳损是指腰部肌肉筋膜与韧带等软组织的慢性损伤所引起的腰腿痛等一系列症状，是腰腿痛中最为常见的疾病之一。本病多发生于青壮年，曾有过劳、损伤或腰部外伤的病史。

三、腰三横突综合征

第三腰椎横突特别长，且水平位伸出，附近有血管、神经束经过，有较多的肌筋膜附着。在正位上，第三腰椎处于腰椎生理前凸弧度的顶点，为承受力学传递的重要部位，因此易受外力作用的影响，容易受损伤而引起该处附着肌肉撕裂、出血、瘢痕粘连、筋膜增厚挛缩，使血管神经束受摩擦、刺激和压迫而产生症状。

四、腰椎管狭窄症

各种原因引起的腰椎管、神经根管或椎间孔狭窄，致马尾和神经根受压并引起一系列临床表现，称为腰椎管狭窄症。可将腰椎管狭窄分为先天性(或称发育性)狭窄和继发性狭窄。最常见者为脊椎退行性变引起继发性腰椎管狭窄，狭窄程度大致与脊椎关节退行性变的程度成正比，以腰4、5平面最常见，其次是腰5，骶1和腰3、4平面。根据狭窄局部的改变，可分为中央部狭窄和周围部狭窄。

五、腰椎骨质增生

腰椎骨质增生又称腰椎肥大性脊柱炎、腰椎退行性脊柱炎、腰椎老年性脊柱炎和腰椎骨关节病。其特点是关节软骨退行性改变，并在椎体边缘有骨赘形成。退行性变发生在椎体椎间盘和椎间关节。本病可分为原发性和继发性两种。原发性腰椎骨质增生主要是生理性退行改变，多见于老年人；继发性腰椎骨质增生大多继发于腰椎损伤、慢性劳损、长期过度运动，发病年龄相对小些。

六、腰背肌筋膜炎

腰背肌筋膜炎是指因寒冷、潮湿、慢性劳损使腰背部肌筋膜及肌组织发生水肿、渗出及纤维变性而出现一系列临床症状。身体有白色纤维的组织，如筋、腱鞘、肌膜、韧带、肌腱、骨膜和皮下组织易患本病。

【病因病机】

一、外邪侵袭

多由居处潮湿，或劳作汗出当风，衣裹冷湿，或冒雨着凉，或长夏之季，劳作于湿热交蒸之处，寒湿、湿热、暑热等六淫邪毒乘劳作之虚，侵袭腰府，造成腰部经脉受阻，气血不畅而发生腰痛。若寒邪为病，寒伤阳，主收引，腰府阳气既虚，络脉又壅遏拘急，故生腰痛。若湿邪为病，湿性重着、黏滞、下趋，滞碍气机，可使腰府经气郁而不行，血络瘀而不畅，以致肌肉筋脉拘急而发生腰痛。感受湿热之邪，热伤阴，湿伤阳，且湿热黏滞，壅遏经脉，气血郁而不行而腰痛。

二、气滞血瘀

腰部持续用力，劳作太过，或长期体位不正，或腰部用力不当，摒气闪挫，跌仆外伤，劳损腰府筋脉气血，或久病入络，气血运行不畅，均可使腰部气机壅滞，血络瘀阻而生腰痛。

三、肾亏体虚

先天禀赋不足，加之劳累太过，或久病体虚，或年老体衰，或房事不节，以致肾精亏损，无以濡养腰府筋脉而发生腰痛。历代医家都将肾亏体虚视为腰痛的重要病机。如《灵枢·五癃津液别》所说："虚故腰背痛而胫酸。"《景岳全书·腰痛》也认为："腰痛之虚证十居八九。"

腰为肾之府，乃肾之精气所溉之域。肾与膀胱相表里，足太阳经过之。此外，任、督、冲、带诸脉，亦布其间，故内伤则不外肾虚。而外感风寒湿热诸邪，以湿性黏滞，湿流下，最易痹着腰部，所以外感总离不开湿邪为患。内外二因，相互影响，如《杂病源流犀烛·腰痛病源流》指出："腰痛，精气虚而邪客病也……肾虚其本也，风寒湿热痰饮，气滞血瘀闪挫其标也，或从标，或从本，贵无失其宜而已。"说明肾虚是发病关键所在，风寒湿热的痹阻不行，常因肾虚而客，否则虽感外邪，亦不致出现腰痛。至于劳力扭伤，则和瘀血有关，临床上亦不少见。

【临床表现】

腰部一侧或两侧疼痛为本病的基本临床特征，因病理性质的不同而有种种表现。本病发病多缓慢，病程较久；或急性起病，病程较短。疼痛性质有隐痛、胀痛、酸痛、濡痛、绵绵作痛、刺痛、腰痛如折；腰痛喜按，腰痛拒按；冷痛，得热则解，热痛，遇热更甚。腰痛可与气候变化有关，也可与气候变化无关。腰痛劳累加重，休息缓解。腰痛可影响功能活动，使腰"转摇不能""不可以俯仰"。腰痛部位固定，腰痛放射至其他部位可引起腰脊强、腰背痛、腰股痛、腰尻痛、腰痛引少腹等。

【诊断】

(1)以自觉一侧或两侧腰痛为主症，或痛势绵绵，时作时止，遇劳则剧，得逸则缓，按之则减；或痛处固定，胀痛不适；或如锥刺，按之痛甚。

(2)具有腰部感受外邪、外伤、劳损等病史。

(3)有关实验室检查或腰部X线片提示西医学风湿性腰痛、腰肌劳损、强直性脊柱炎、腰椎骨质增生等诊断，有助于本病的诊断。

【辨证要点】

一、辨外感内伤

有久居冷湿，劳汗当风，冒受湿热，或腰部过度劳累，跌扑伤损病史，起病急骤，或腰痛不能转侧，表现为气滞血瘀征象，为外感腰痛；年老体虚，或具烦劳过度，七情内伤，气血亏虚病史，起病缓慢，腰痛绵绵，时作时止，表现为肾虚证候者属内伤腰痛。

二、辨标本虚实

肾精不足，气血亏虚为本；邪气内阻，经络壅滞为标。《景岳全书·腰痛》说："既无表邪，又无湿热，而或以年衰，或以劳苦，或以酒色所丧，或以七情忧郁，则悉属真阴虚证。"

【治疗原则】

腰痛分虚实论治，虚者以补肾壮腰为主，兼调养气血；实者以祛邪活络为要，针对病因，施之以活血化瘀，散寒除湿，清泻湿热等法。虚实兼夹者，分清主次，标本兼顾治疗。

【分证论治】

一、西医治疗

（一）腰椎间盘突出症

腰椎间盘突出症的治疗包括保守治疗、微创介入治疗以及手术治疗。

1.保守治疗

保守治疗包括：①绝对卧床休息 1 个月左右，3 个月内不弯腰。②持续牵引可使椎间隙略为增宽。③理疗，主要包括功能锻炼、按摩、微波、电疗等。

2.微创介入治疗

微创介入治疗方式包括:①侧隐窝阻滞。②腰神经根粘连的针刀治疗。③化学溶盘术。④经皮椎间盘等离子消融术。⑤经皮椎间盘激光汽化减压术。⑥经皮旋切间盘减压术。⑦放射频率治疗技术。

3.手术治疗

(1)手术适应证:确诊后经过正规保守治疗无效者(1～3个月);3个月以上,典型神经根定位体征马尾症状者;CT、MRI提示明显或破裂型巨大突出、脱出者。

(2)手术方法:后路椎板开窗髓核摘除术、腰椎间盘镜下髓核摘除术、后路腰椎间盘切除植骨融合内固定术、Quadrant通道下椎间盘切除植骨固定术、经侧路椎间孔镜下髓核摘除术。

(二)慢性腰肌劳损

(1)寻找腰肌劳损的原因,如工作姿势不良、弯腰过久、肥胖、腹肌或腰肌力量不足等,应予以纠正。

(2)指导患者做腰背肌及腹肌锻炼。

(3)痛点注射疗法:可用曲安奈德40 mg或强的松龙25 mg痛点注射。注射部位要准确,否则无效。

(4)药物治疗:使用非甾体抗炎药,如双氯芬酸二乙胺75 mg每日一次,口服。

(5)物理治疗:如超短波、红外线、特定电磁波谱等可改善症状。

(6)推拿治疗:见中医中药治疗部分。

（三）腰三横突综合征

1.保守治疗

保守治疗包括推拿、针灸、理疗、口服消炎镇痛药物及外敷等治疗。

2.阻滞治疗

患者取俯卧位，取腰3棘突上缘水平、骶棘肌外侧缘压痛最明显处为进针点，左手拇指指腹由骶棘肌外侧压向第三腰椎横突尖部，右手持针由进针处垂直皮肤进针，达横突尖部并分别在横突的上、下及顶端各注入消炎镇痛液4～5 mL。

3.针刀松解

右手握持针刀，使针刀于选定的标记处刺入皮下，将刀刃与肌纤维走行方向调整一致后，缓慢向深部刺入，直至腰3横突骨膜。先自背正中线侧向外侧铲剥2～3下，再使针刀移至横突最外端，贴附横突上下切割附着于此处的筋膜3～4下，用横行剥离法，感觉肌肉和骨面之间有松动感后出针。

（四）腰椎管狭窄症

1.保守治疗

保守治疗包括卧床休息、减少活动、使用改善微循环药物、推拿按摩、加强腹肌及腰肌锻炼、使用弹力围腰等，均有一定效果。

2.侧隐窝注射疗法

侧隐窝注射共有三种进路：①关节内缘进路；②椎板外切迹进路；③小关节间隙进路。可根据腰椎结构和病变情况进行选择。

3.针刀疗法

对黄韧带肥厚导致椎管狭窄者，可行肥厚黄韧带针刀切割治疗。

4.手术治疗

经非手术治疗无效，神经症状较重者需手术减压。

(五)腰椎骨质增生

(1)牵引疗法：急性发作期，可行腰背支架和骨盆牵引。

(2)练功疗法：一般在症状缓解后，逐渐开始锻炼骶棘肌、腹肌和臀肌。

(3)物理疗法：用红外线、超短波治疗。

(4)手术治疗：高龄患者手术适应证很少，除非长期非手术治疗无效，有脊髓、神经根严重压迫症状者，方可考虑手术治疗。常用方法有：①脊椎融合术，尤其骶髂关节骨质增生患者。②骨赘切除，主要切除椎体后方骨刺。③椎间盘髓核摘除术。④椎管减压术，主要适用于椎管狭窄症。

(六)腰背肌筋膜炎

1.抗炎镇痛

使用非甾体抗炎药，如扶他林 75 mg，每日 1 次，每次 1 片。

2.对症治疗

解除病因，如改善工作、生活环境，采取保暖、防潮等措施，加强户外活动和腰背肌肉锻炼，避免腰肌劳损。

3.物理治疗

使用红外线、超短波等局部治疗。热敷和中药外敷均有减轻疼痛、改善症状的效果。

4.针灸、水针穴位封闭

取阿是穴或依病变部位循经取穴，如行针刺或艾灸曲池、合谷、肾俞等。

5.局部注射治疗

多采用曲安奈德 40 mg 或强的松龙 25 mg 在急性期行痛点封闭或 0.25%～0.5%利多卡因及维生素 B_{12} 混合液 1～2 mL，每周 1 次，3 周为一个疗程。

6.小针刀疗法

有明显的肌硬结及末梢神经压征是其适应证。对于继发性纤维组织炎，应先解除其主要原因，同时采用以上综合疗法，可收到良好的效果。

7.手术治疗

由于深筋漠的纤维性变，其表面出现裂隙，深部脂肪组织因张力较大而由此裂隙处疝出，末梢神经受压，需行手术切除和彻底松解。

二、中医中药治疗

（一）中医药辨证治疗

1.寒湿腰痛

症状：腰部冷痛重着，转侧不利，逐渐加重，每遇阴雨天或腰部感寒后加剧，痛处喜温，得热则减，苔白腻而润，脉沉紧或沉迟。

治法：散寒除湿，温经通络。

方药：渗湿汤（干姜、甘草、丁香、苍术、白术、橘红、茯苓）。

寒甚痛剧，拘急不适，肢冷面白者，加附子、肉桂、白芷以温阳散寒。若湿盛阳微，腰身重滞，加独活、五加皮除湿通络。兼有风象，痛走不定者，加防风、羌活疏风散邪。病久不愈，累伤正气者，改用独活寄生汤扶正祛邪。

寒湿之邪，易伤阳气，若年高体弱或久病不愈，势必伤及肾阳，兼见腰膝酸软、脉沉无力等症，治当以散寒除湿为主，兼补肾阳，酌加菟丝子、补骨脂、金毛狗脊，以助温阳散寒。

2.湿热腰痛

症状：腰髋弛痛，牵掣拘急，痛处伴有热感，每于夏季或腰部着热后痛剧，遇冷痛减，口渴不欲饮，尿色黄赤，或午后身热，微汗出，舌红苔黄腻，脉濡数或弦数。

治法：清热利湿，舒筋活络。

方药：加味二妙散（黄柏、苍术、防己、萆薢、当归、牛膝、龟板）。

临证多加土茯苓、木瓜以渗湿舒筋，加强药效。热重烦痛，口渴尿赤者，加栀子、生石膏、银花藤、滑石以清热除烦。湿偏重，伴身重痛、纳呆者，加防己、萆薢、蚕沙、木通等除湿通络。兼有风象而见咽喉肿痛，脉浮数者，加柴胡、黄芩、僵蚕发散风邪。湿热日久兼有伤阴之象者，加二至丸以滋阴补肾。

3.瘀血腰痛

症状：痛处固定，或胀痛不适，或痛如锥刺，日轻夜重，或持续不解，活动不利，甚则不能转侧，痛处拒按，面晦唇暗，舌质隐青或有瘀斑，脉多弦涩或细数。病程迁延，常有外伤、劳损史。

治法：活血化瘀，理气止痛。

方药：身痛逐瘀汤（秦艽、当归、川芎、桃仁、红花、羌活、没药、五灵脂、地龙、香附、牛膝）。

若无周身疼痛，可去原方中之秦艽、羌活；若兼风湿痹痛，仍可保留应用，甚至再加入独活、威灵仙等以祛风除湿。若疼痛剧烈，日轻夜重，瘀血痼结，可酌加土鳖虫、山甲珠协同方中地龙起虫类搜剔、通络祛瘀作用。由闪挫扭伤或体位不正而引起者，加乳香配方中没药以活络止痛，加青皮配方中香附以行气通络；若为新伤，也可配服七厘散。有肾虚之象而出现腰膝酸软者，加杜仲、川续断、桑寄生以强壮腰肾。

4.肾虚腰痛

症状：腰痛以酸软为主，喜按喜揉，腿膝无力，遇劳则甚，卧则减轻，常反复发作。偏阳虚者，则少腹拘急，面色㿠白，手足不温，少气乏力，舌淡，脉沉细；偏阴虚者，则心烦失眠，口燥咽干，面色潮红，手足心热，舌红少苔，脉弦细数。

治法：偏阳虚者，宜温补肾阳；偏阴虚者，宜滋补肾阴。

方药：偏阳虚者以右归丸为主方（熟地、山药、山茱萸、枸杞子、杜仲、菟丝子、当归）；偏阴虚者以左归丸为主方（熟地、枸杞、山茱萸、龟板、菟丝子、鹿角胶、牛膝）。

对于虚火甚者，可酌加大补阴丸送服。对于腰痛日久不愈，无明显阴阳偏虚者，可服用青娥丸补肾以治腰痛。

肾为先天，脾为后天，二脏相济，温运周身。若肾虚日久，不能温煦脾土，或久行久立，劳力太过，腰肌劳损，常致脾气亏虚，甚则下陷。临床除有肾虚见证外，可兼见气短乏力，语声低弱，食少便溏或肾脏下垂等。治当以补肾为主，佐以健脾益气，升举清阳，酌加党参、黄芪、升麻、柴胡、白术等补气升提之药，以助肾升举。

（二）针灸

（1）主穴：阿是穴、大肠俞、委中、肾俞。

（2）配穴：寒湿腰痛加腰阳关，瘀血腰痛加膈俞，肾虚腰痛加志室、太溪，督脉腰痛加腰夹脊、后溪、命门，膀胱经腰痛加昆仑，腰骶部痛加次髎、腰俞，腰眼部痛加腰眼。

(3)操作：主穴均采用泻法。寒湿证加艾灸，瘀血证加刺络拔罐，肾虚证配穴用补法，肾阳虚加灸法。

(三)推拿

(1)原则：拉宽椎间隙，降低椎间盘内压力，增加纵韧带的张力，使突出物还纳或改变突出物与神经根的关系，解除突出物对椎间韧带、神经根的压迫和刺激，恢复椎间力的平衡。

(2)施术部位：腰臀部及患侧肢体，以腰部为主。

(3)取穴：阿是穴、大肠俞、肾俞、环跳、殷门、委中、承山、昆仑、阳陵泉等。

(4)施术手法：按、揉、推、抖、动、牵。

(5)手法操作：以推拿手法为主。①在腰部、髋部及下肢部做揉、拿手法以放松肌肉。②连续按压1～5腰椎两侧(以痛点为主)，髋部重点以梨状肌走行部位做按法、拨法。下肢后侧、小腿后外侧以坐骨神经走行做按法、拨法。③按压肾俞、志室、大肠俞、椎旁痛点(阿是穴)、巨髎、环跳、腰眼、秩边、承扶、殷门、委中、阴谷、阳陵泉、承山、昆仑、涌泉等穴。④根据腰椎侧弯、后突、棘突偏弯的病理现象，有针对性地采取矫正畸形法，如腰椎侧扳法、腰椎定位旋转法。

(四)小六合针法

1.治疗组方

内八卦：乾位、坎位、震位。

中八卦：乾位、坎位、震位。

外八卦：后溪、腕骨、太冲、昆仑。

2.辨证加减

若有脊椎痛,可取乾位、坎位;脊背痛时可取艮位;痛在腰部两侧时可取洛书的左右腰点,即震位或兑位,外八卦配三间、手三里。

（彭倩　吕娟　程琳）

参考文献

[1]赵序利，边鹏，傅志俭.疼痛性疾病诊断与手术操作分类编码[M].郑州：河南科学技术出版社，2018.

[2]宋文阁，傅志俭.疼痛诊断治疗手册[M].郑州：郑州大学出版社，2003.

[3]宋文阁，傅志俭.疼痛诊断治疗图解[M].郑州：郑州大学出版社，2000.

[4]宋文阁，王春亭，傅志俭，等.实用临床疼痛学[M].郑州：河南科学技术出版社，2008.

[5][英]桑德，[英]朗沃斯.镇痛注射技术图解[M].宋文阁，傅志俭，主译.4 版.济南：山东科学技术出版社，2018.

[6]刘延青，崔键君.实用疼痛学[M].北京：人民卫生出版社，2023.

[7]司马蕾，樊碧发.疼痛诊疗手册[M].北京：高等教育出版社，2017.

[8][日]三森明夫.风湿病诊疗笔记[M].王占奎，杨清锐，主译.北京：人民军医出版社，2013.

[9]董淑敏.心身医学[M].北京：人民卫生出版社，2010.